中医经典古籍集成（影印本）

幼幼新书（九）

宋·刘昉 编著

李剑 张晓红 选编

SPM
南方出版传媒
广东科技出版社
·广州·

图书在版编目（CIP）数据

幼幼新书：全12册 / （宋）刘昉编著. —影印本. —广州：广东科技出版社，2018.4
（中医经典古籍集成）
ISBN 978-7-5359-6890-6

Ⅰ. ①幼… Ⅱ. ①刘… Ⅲ. ①中医儿科学—中国—南宋 Ⅳ. ①R272

中国版本图书馆CIP数据核字（2018）第045221号

幼幼新书（九）

YOUYOU XINSHU（JIU）

责任编辑：马霄行　曾永琳
封面设计：林少娟
责任校对：盘婉薇　冯思婧
责任印制：彭海波
出版发行：广东科技出版社
（广州市环市东路水荫路11号　邮政编码：510075）
http：//www.gdstp.com.cn
E-mail：gdkjyxb@gdstp.com.cn（营销）
E-mail：gdkjzbb@gdstp.com.cn（编务室）
经　　销：广东新华发行集团股份有限公司
印　　刷：广州一龙印刷有限公司
（广州市增城区荔新九路43号1幢自编101房　邮政编码：511340）
规　　格：889mm×1 194mm　1/32　印张18.375　字数440千
版　　次：2018年4月第1版
2018年4月第1次印刷
定　　价：1288.00元（全套共十二册）

宋·刘昉 编著

幼幼新书

（第二十七卷至第二十九卷）

据中国中医科学院图书馆馆藏日本据宋墨书真本手抄本影印

幼幼新書

二十七

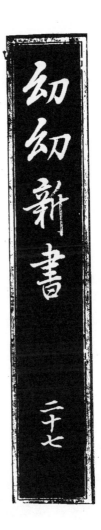

幼幼新書卷第二十七 吐噦霍亂十二門

吐逆第一

吐哯第二

噦逆第三

霍亂吐利第四

霍亂第五 或霍亂吐而不利或霍亂利而不吐或止霍亂而不吐利

吐利第六 但吐利而不霍亂

吐利津液少第七

吐利心腹痛第八

冷吐第九

熱吐第十

挾驚吐第十一

毒氣吐第十二

吐逆第一

巢氏病源小兒嘔吐逆候、兒啼未定、氣息未調、乳母忽遽、以乳飲之、其氣尚逆、乳不得下、停滯胷膈、則胷滿氣急、令兒嘔逆變吐、又乳母將息取冷、冷氣入乳、乳變壞不捏除之、仍以飲兒、冷入兒腹、與胃氣相逆、則腹脹痛、氣息喘急、亦令嘔吐、又解脫換易衣裳、及洗浴露兒身体、不避風冷、風冷因客膚腠、搏血氣則熱、入於胃則腹脹痛、而嘔逆吐也、凡如此風冷變壞之乳、非直令嘔吐、腸虛入於大腸則為利也、

漢東王先生家寶、小兒吐妳說、小兒吐妳有數般、或是風痰所致、則其吐不可止也、吐妳更夾痰繞吐、吐即風生、若止吐後、其風無止處、更入外風、則潮熱閉胃管、後變驚風、胃主四肢、被痰涎閉卻即搐、心主神、

被外邪所干、即驚神不定故變驚風也、故止住吐即驚風發、手足搐搦、口眼飜張、頭項強舉、雖多服名藥、亦不能救療耳、

小兒吐妳、鼻青、客風傷肺、客風者則是外風也、鼻青、是肺之外應也、夜間煩躁者、是肺氣逆而為之也、身上發熱者、肺主身之皮毛、外邪所傷、故乃發熱、宜下傷寒藥、後平胃氣耳、

小兒吐妳、唇黑多哭、是傷脾、須夾痰也、唇是脾之外應、被食所傷、故黑、其夾痰者、脾

能生涎、故痰衝胃而吐嬭食、
小兒吐、嬭、身、熱、其嬭成片子着、是胃有熱、積、久即生風也、其人又四肢生瘡、多渴面黄是也、
小兒吐嬭、不、化、夾、青、水、是胃冷、其人必面青唇白是也、宜暖胃止之、
小兒吐嬭早晚發熱、則是驚、吐而不睡是也、宜與調驚、
漢東王先生家寶、乳食不化、腹急氣逆、病證須進塌氣圓二三服、下却青膈、方見本門却

進觀音散二三服、方見亂氣不和門中但生胃氣藥、皆可以意與之、又人乳母不忌口、喫生冷物、冷氣入乳、則乳變壞、又不捏除之、仍以此乳與兒喫、冷乳入腹、與胃相逆、則腹脹氣急、肚疼、或變或瀉、亦依前項藥調理、如不退、却用養活膏治之、方見本門

錢乙吐乳瀉黃、傷熱乳也、吐乳瀉青、傷冷乳也、皆當下。

惠眼觀證凡生下無故吐乳、此因乳母冷熱不調、啼中餵乳、致令胃膈氣逆、舊乳不

化、所以多吐，吐下妳瓣、或帶酸氣、謂之妳積、急以牛黄丸療之、方見風熱門中仍服匀氣平胃湯藥、若脾胃虚滑、吃食多吐、只以平胃圓、方見織逆門中夾蘆薈丸服之、方末見若至正二月間、方以鮓湯丸利之、方見急慢驚風門中

小方脉論小兒熱盛、患極熱而吐、更下熱藥、脾胃熱而胃口閉、所以吐傷、水穀不通、丸下湯藥乳食、只伏在管、胃口不開、脾伏乳食上、下不動、若下取藥、胃口不閉、只在胷膈不止不下、乃是結腸翻吐候也、歌曰

得患初因是熱傷、熱極吐逆也尋常、
醫人不會看形候、又服熱藥怎生當、
至今胃閉并腸結、莫服冷藥不須凉、
若還更取兒當死、先須閞開胃後通腸、

嬰童寶鑑、小兒嘔逆歌、

風冷吹雙乳、　乳壞氣須凝、
乳兒成嘔吐、　氣喘腹膨脝、
解脫當風下、　洗浴向簷楹、
喘中還餧嗽、　氣逆在胷停、
皆成嘔逆病、　醫者貴調停、

石壁經三十六種内吐乳候歌

吐乳從來胃氣實、妳滿胃中生吐逆、
吐多遍身有風生、驚邪本是從斯得、
吐定無過腦後溫、吐出妳未無變色、
先與定氣後除驚、如此醫流無費力、

此候胃氣實、其乳或氣不定、或食交妳、或怒未息、或行房了、便乳孩兒、使劃時便吐、其妳吐出、若不變色無害、若色青黄、或如水之狀、或其中有蟲者、（治）須治涼膈、以溫物暖其腦、後避惡風吹其風府

也既生其氣又凉其上焦即止也

鳳髓經歌括同有注云宜與玉露散方見本門

吉氏家傳方同

形證論四十八候吐乳歌一同後云此候青色者是驚黃色者是風熱有涎者是驚嬭乳解者是傷嬭成塊者是胃冷臨時辨別用藥

本草主小兒飲乳後吐逆入腹亦出方

右用破蘆節中取蟲二枚煮汁飲之蟲如小蠶

本草：主小兒吐乳方。

右用仙人杖，水煮服之。

千金：治小兒吐乳，補虛羸止渴方。

右以牛乳入生薑葱白煎，量服。

仙人水鑑：小兒吐，累醫不差方。

水精（乙分） 當門子（三枚） 胡黃連（三分）

乾蝎（一枚，以火燒之，切令黑角） 代赭

金箔（各二分）

黃鹽（四分。陶隱居云：此海黃監草粒粗，以作魚鮓及鹹菹。）

右和藥同研令細，勻，於中夜取蟾酥為

圓如黍大，一圓至兩圓，熟水吞下，服之立差。

廣利：治小兒吐乳，暖胃正氣方。

右用刪木皮，以水煎服。生廣南，如桑株。

經驗後方：治小兒吐不定。

五倍子 二个，一生一熟

甘草 一握，用濕紙裹炮過

右同擣末，每服米泔調下半錢，立差。

圖經：治小兒嘔吐逆方。

右取壁錢虫上錢幕二七枚，煮汁飲之。

蟲似蜘蛛，作白幕如錢，在閙壁間。此土人呼為壁繭。

聖惠治小兒嘔吐不止，心神煩悶，惡聞食氣，人參散方。

人參去芦頭　丁香　菖蒲各乙分

右件藥擣細羅為散。每服一錢，以水一小盞，入生薑少許，煎至五分，去滓放溫，量兒大小，以意加減，漸漸與服。

聖惠治小兒嘔吐煩渴，葛根散方。

葛根剉　人參去芦頭　桑根白皮剉

白术　陳橘皮湯浸去穰焙各半兩

半夏乙分湯浸七遍去滑

右件藥擣、粗羅為散、每服一錢、以水一小盞、入生薑半棗大、煎至五分、去滓放溫、量兒大小、漸漸與服、

聖惠、治小兒嘔吐不定、丁香散方

丁香　人參去芦頭　白茯苓

木香　葛根剉　甘草炙微赤剉

枇杷葉拭去毛炙微黃各乙分　麝香半分細研

右件藥擣、細羅為散、入麝香同研令勻、

不計時候、以生薑湯調下半錢、量兒大小、以意加減、

聖惠又方、

藿香　丁香　代赭

甘草炙微赤剉　各半兩

右件藥擣細羅為散、不計時候、以溫水調下半錢、量兒大小、以意加減、

聖惠、治小兒嘔吐心煩、不納乳食、丁香散方、

丁香　人參去蘆頭　茅根剉

麥門冬（去心各半）　甘草（赤微剉炙）
陳橘皮（湯浸去白瓤焙各乙分）
右件藥擣、粗羅為散、每服一錢、以水一小盞、煎至五分、去滓稍熱頻服、量兒大小、以意加減、

聖惠治小兒脾胃氣逆、嘔吐不止、肉豆蔻圓方、
內荳蔻（去殼）　木香　訶梨勒皮
朱砂（細研各乙分）　人參（半兩去蘆頭）　麝香（細研乙分）
右件藥擣、羅為末、都研令勻、用麵糊和

圓如麻子大，三四歲兒，不計時候，以粥飲下三丸，量兒大小，以意加減。

聖惠治小兒嘔逆，人參散方，

人參（去蘆頭） 白术 乾薑（炮裂）

半夏（湯洗七遍，炒令黃） 桑根白皮

陳橘皮（湯浸去白瓤，焙，各半兩）

右件藥擣，粗羅為散，每服一錢，以水一小盞，入生薑少許，棗一枚，煎至五分，去滓，量兒大小，分減溫服。

聖惠治小兒飲乳後，吐不止，丁香丸方，

丁香乙分　藿香半兩顛顛鋥用乙分
人參三分去芦頭顛顛鋥用二分
右件藥搗羅為末煉蜜和丸如菉豆大
每服以粥飲研下三丸顛顛鋥亦妝治
孩子霍亂吐瀉面色青冷汗或四肢冷
聖惠治小兒吐逆不定丁香散方
丁香　花桑葉　人參去芦頭
白茅根剉　藿香各乙分
右件藥搗粗羅為散每服一錢以水一
小盞煎至五分去滓量兒大小分減服

之、九籥衛生五神散、治吐逆方同、内花桑葉多一分、孔氏家傳、又以此方治霍亂、

聖惠、治小兒吐乳、麝香圓方、

麝香（乙分細研）　杏仁（湯浸去皮尖双仁微炒研入）

丁香（各乙分）

右件藥擣、羅為末、以粟米飯和、圓如麻子大、每服以人參湯研下三圓、量兒大小、加減服之、

聖惠、治小兒吐乳、菖蒲圓方、

菖蒲　人參去芦頭　赤茯苓各半两

右件藥擣羅為末，煉蜜和圓如麻子大，每服以生姜(薑)湯化破三圓服之，量兒大小，以意加減。

聖惠治小兒吐乳不定，枇杷葉散方

枇杷葉拭去毛微炙黃　母丁香各一分

右件藥擣細羅為散，如吐着乳頭上塗一字，令兒咂便止。

聖惠又方

生地黃汁　人乳各一分

右件藥相和，煎三五沸，徐徐與兒服之。

聖惠治小兒吐乳，令乳母服此方。

人參（一兩，去芦頭）　生薑（切，焙乾）

陳橘皮（湯浸，去白瓤，焙。各半兩）

右件藥擣篩為散，每服三錢，以水一中盞，煎至六分，去滓，分溫二服，服了良久令兒飲乳，大效。

聖惠治小兒吐哯方。

雄黃　馬牙硝（各一分）　壁魚兒（五枚）

右件藥入瓷椀子內，研如泥，以乳汁半

合調之，使藥汪子內灌少許，把孩兒擡項，吐出黑血，即定。

聖惠治孩子吐妳方。

右取田中地龍糞一兩，研末，空心以粥飲調下半錢，不過二三服。

聖惠治小兒吐乳黄色方。

右多與驢乳喫，令大腸稍利，得利即毒氣便散。

聖惠又方。

右擣韭根汁，滴豇豆大，入口中差。

聖惠又方、

右取新熱馬尿一埦絞汁半合灌之效、

聖惠治小兒百日内積痰在胷膈吐乳方

右取書中白魚七枚燒灰細研以乳汁調一字服之、

聖惠又方、

右取故壁下鼠蝜虫七枚炙令焦細研以乳汁調半錢服、

靈苑黑丸子退熱定吐逆兼治小兒食傷方、

山茵蔯　蜀升麻　常山各半两

芒硝半分　麻黄去根節用一两　官桂一分去粗皮

附子一个燒黑留心

右同為末，須重羅令極細，旋抄一大錢，入杏仁二粒，去皮尖，燈上燒黑存性，巴豆一粒，壓去油，寒食麵糊為丸，如菉豆大，小兒丸如麻子大，每服五丸，傷寒手脚心令冷，茶清下，日三服，吐血、眼皆血出者，生油冷酒下，吐不止，茅根竹葉湯下，熱攻瀉血，蒼炒生姜湯下，失音，竹瀝

酒下，不過十服，聲出，

大醫局蘇合香圓，療傳尸骨蒸，殗殜肺痿，疰忤鬼氣，卒心痛，霍亂吐利，時氣鬼魅，瘴瘧赤白暴利，瘀血月閉，痃癖丁腫，驚癇鬼忤中人，小兒吐乳，大人狐狸等病方，

蘇合香油（入安息香膏內）　薰陸香（別研）

龍腦（研各乙兩）　朱砂（研水飛）　白术

丁香　青木香　白檀香（剉）

沉香　烏犀（鎊屑）　蓽撥

安息香（別為末澄去砂石用無灰酒乙升熬成膏）

香附子（去毛） 訶梨勒（燒取皮）

麝香（研。已上各二兩）

右為細末，入研藥勻，用安息香膏，并煉白蜜和劑，每服旋圓如梧桐子大，早朝取井華水，溫冷任意，化服四圓，老小兒可服一圓，溫酒化服亦得，並空心服之。用蠟紙裹一圓，如彈子大，緋絹袋盛，當心帶之，一切邪神不敢近。

太醫局小丁香圓，消積滯生冷留飲宿食，止痰逆惡心，霍亂嘔吐，治心腹脹滿，脇肋

刺痛、胷膈痞滿、噎塞不通、常服順脾胃、進
飲食、又治小兒吐逆不定方、
丁香三兩　肉豆蔻三十ケ　木香乙兩半
五靈脂乙十二兩　巴豆去皮出油二百乙十ケ
右為細末、入巴豆研勻、麵糊和令得所、
丸如黍米大、每服五丸至七丸、溫生姜
湯下、橘皮湯亦得、食後服、如霍亂吐逆、
煎桃葉湯放冷下、小兒吐逆不定、三歲
兒服三丸、五歲以下服四丸、用生姜桃
葉湯下、

太醫局丁香散、治小兒胃虛氣逆、嘔吐不定、精神羸困、霍亂不安方、

丁香　藿香去枝梗各乙分　人参半兩去芦

右件同杵、羅為散、每服一錢、水半盞、煎五七沸、入乳汁少許、去滓稍熱、時時服不計時候、

譚氏殊聖、治小兒吐逆、下膈和胃、紫朴散方、

右用厚朴去粗皮、以生姜汁炙令香熟、為細末、每服一字、或半錢、米飲調下溫

服。

譚氏殊聖浴小兒吐不定方

右用乾薑炭火燒及八分，研如粉，每服一字至半錢，以宻(容)湯放冷調下，立效。

嬰孺王子湯浴小兒吐下不止方

赤石脂（九銖） 黃連 甘草（炙）
乾薑（各六銖） 黃芩（二炙） 膠（乙挺如指大）
黃蠟（乙彈子大）

右以水三升，煮取一升，內臘弁膠令洋盡，為三服或四五服，以意加減良。

嬰孺、治少小吐下後、内虛氣奔上、飲食嘔逆而煩方、

厚朴 六分　桂心 四分　枳實 三ケ炙

生薑 二分

右切、以水二升、煎至一升一合、為三服、

漢東王先生家寶、治嬰孩小兒乳食不化、腹急氣逆、塌氣圓方、

巴豆 十片是五箇也　胡椒 十粒　丁香 十ケ

青橘皮 十箇、湯浸一宿、不去皮瓤、每箇一入巴豆半箇、胡椒一粒、丁香一箇、麻線纏紮之、

右用臘米醋一椀、煮青橘、候醋乾為度、取出細切、青橘同諸藥焙乾為末、粟米糊為圓如粟米大、每服三歲五圓、五歲七圓、七歲十圓、飯飲下、一日三服、

漢東王先生家寶、治嬰孩小兒吐逆不止、

羗活膏方、

羗活　獨活各去半頭　人參

白茯苓　防風蘆頭者　肉桂去粗皮不見火

全蝎炒　水銀各乙兩

硫黃三分、同上項水銀研令青色、各不見水銀星、方可用、

右為末、錬蜜為膏、每服旋與嬰孩如黑豆大、二三歲如龍眼核大、五七歲如龍眼大、薄荷湯化下、

錢乙香銀圓、治吐方、

丁香　乾葛各乙兩　半夏湯浸十次切焙

水銀各半兩

右上三味同為細末、將水銀與藥研勻、生薑汁丸麻子大、每服一二圓至五七圓、煎金銀湯下、無時、

張渙養中湯方、養脾胃、嘔吐不止、

大附子炮裂去皮尖臍乙枚　沉香
木香各半兩　人參乙兩　官桂
半夏湯浸七遍焙乾各乙兩
右件擣羅為細末、每服一錢、水一小盞、
入生姜三片、煎五分、去滓放温、時時服、
張潤香參湯方、消寒痰、治嘔吐。
藿香葉　人參　舶上丁香皮
丁香　白茯苓各乙兩　青橘皮去白
木香　甘草炙各半兩
右件擣羅為細末、每服一錢、水一小盞、

入生姜二片、煎至五分、去滓溫服、
張渙萬安丹方、吐胃氣久吐、
半夏湯洗七遍焙乾為末　硫黃末
白朮炮為末各乙分　朱砂半两細研水飛
附子乙枚炮裂去皮臍別擣為細末
右件同拌勻、生姜汁和、丸如黍米大、每
服十粒、米飲下、
張渙菖陽散方、和心胃、治嘔吐、
菖蒲乙两乙寸九節者　丁香
人參　木香　檀香各半分

右件擣羅爲末、每服半錢至一錢、生姜自然汁少許、同白湯調、放溫冷下、量兒大小加減、

張渙匀氣湯方、寬中、止嘔吐、

白术三分　人參　丁香

木香　甘草炙　青鹽

厚朴生姜製炒香熟各半兩

右件慢火炒香熟爲度、碾羅爲細末、每服半錢至一錢、沸湯點服、

張渙溫胃湯方、匀氣、治嘔逆、

丁香　蓽茇（去皮用）　人參（去芦頭，各半兩）

青橘皮　檳榔　甘草（炙，各一分）

右件擣羅為末，每服半錢至一錢，入生姜自然汁少許，溫湯調下。

張渙香朴散方，調冷熱，治嘔吐。

丁香　麥門冬（去心，各半兩）

厚朴（去麤皮，塗生姜汁炙令香熟）　人參（去蘆頭，各一兩）

右件為細末，每服一錢，水一小盞，入生姜二片、棗一枚，同煎至五分，去滓溫服。

張渙白朮湯方，治嘔吐，滋津液，

白术一两　陳橘皮湯浸去白焙乾
人参去芦頭　桑根白皮剉
半夏湯浸七遍焙乾，已上各半两
右件擣羅為細末，每服一錢，水一小盞，入生姜三片，煎至五分，去滓温服。

張渙香葛湯方：治嘔吐後渴甚，津液燥少。
藿香葉　白茯苓　甘草炙，各半两
丁香　乾葛根剉　人参去芦頭，各一两
右件擣羅為細末，次用麝香一錢細研，同拌匀，每服半錢至一錢，生姜湯調放温服，量兒大小加減。

張渙枇杷葉湯方，治嘔吐煩渴。

枇杷葉一兩，拭去毛，炙微黄　丁香

人參去蘆頭　白茯苓　甘草炙，各半兩

右件擣羅為細末，每服半錢，煎紫蘇湯調下，量兒大小加減。

張渙遺方藿香散，治小兒脾胃不和吐逆。

藿香葉半兩　人參　丁香

菖蒲一寸九節者　半夏姜汁製，各等分

右為細末，每服一錢，水八分盞，生姜二

片、煎至四分、去滓服、

張渙遺方、銀液乳香丸、治小兒久吐不定

紅芽大戟　半夏（二銖用漿水煮軟切焙乾秤）

乳香　貫衆　粉霜（各乙分）

朱砂　膩粉（各乙夊匕）　水銀（砂子乙皂皂大）

右為細末研勻、用黄蠟鎔和、丸如菉豆大、每一錢二圓、二歲三丸以上、量大小加減丸數、研大麻仁水下、

張渙遺方真珠丸、治小兒吹吐、諸藥不效者、此方神驗、

水銀砂子　　輕粉各乙分　　丁香乙分

紅牙大戟乙兩半漿水煮過　　乳香

五靈脂末各半刃

右為細末、用黃蠟九錢、重鎔入藥末攪勻和、丸如粟米大、每服五丸、煎馬齒莧湯下、

嬰童寶鑑、治小兒只吐不瀉、腹中疼痛、玉露散方、

右以寒水石燒為末、每服半錢、姜水調下、

嬰童寶鑑、治小兒吐逆、人參散方、

人參 末三分 丁香 末乙分 藿香 末

甘草 炙各半兩

右件和匀、每服一字半錢、飯飲下、

良方、治大人小兒吐、紫粉丸、

針沙 醋浸一夜、辟去醋、便帶醋炒、且候并銚子紅色无焰乃止、使冷、細研、更用醋圈火燒通赤、放候冷再研極細、

右件藥、用麪糊丸、如梧桐子大、每服四十丸、粥飲下、服訖便啜一盞許粥、已不吐、如未定再服、決定小兒小丸之、隨兒

大小與此藥、極神異、然吐有多端、良方中有數法、皆累驗者、可參用之、

良方、大人小兒止吐、軟紅丸、

辰砂　信砒各半兩強　胭脂乙夂

巴豆七个取霜

右鎔蠟少許、油三兩、滴和藥為劑、以油單裹之、大小如菉豆大、小兒如炎子、濃煎槐花甘草湯、放溫下一丸、忌熱食半時久、此藥療人吐、只一服止、嘗與人一丸、偶兩人病、分亦兩人服、兩人皆愈、

九籥衛生藿香散、療小兒嘔吐不定、虛風喘急方、

藿香　白附子等分

右同為細末、米飲調下一錢、

九籥衛生草金散、療小兒吐逆方、

爛大梔子三ケ　草烏頭乙ケ

右件同與小藏瓶內、用泥固濟、燒煙盡取出研細、每服一字、生姜汁調下、

聚寶方香茅散、治小兒吐亂、

藿香　白茅根　丁香花藥葉

人參各乙分

右五味為末，每服一錢，水一小盞，煎至五分，加減服。

聚寶方白餅子，治小兒吐逆。

白滑石　黃鷹條各乙文

半夏乙枚炮　蛤粉半文

右四味為細末，薄麪糊為丸，如豌豆大，捏為餅子，每服三餅，煎丁香湯下，新生兒湯內研灌半餅。

三十六種，治吐乳，人參散方。

人參半兩　藿香　丁香各一分

右為末，每服半錢，水半盞，乳香少許，同煎至二分，溫服。

寶童方，治脾胃吐逆，腹內虛鳴。

天台烏藥醋炙或炒　半夏各半兩

白薑一分　羊屎十粒，羊腹內者

右件用文武火炒為末，鎔為丸，如此○大，每服五丸至七丸，紅酒下。

劉氏家傳醒脾散，治小兒脾胃滯吐食，一切慢驚慢脾風，大能醒脾，如危困多睡，飯

飲調下一字至半錢止吐瀉方

大天南星一箇重三錢以上者

右熱湯湯七次開臍入朱砂一塊如黄豆大薄紙濕裹開地穴深四寸方圓八寸藥仰安穴内地上以黄泥餅蓋用泥固濟用炭火二斤地上燒候火盡冷後取末之入腦麝少許金銀薄荷湯下一字至半錢

劉字家傳小兒吐逆方

薄荷　茴香炒各等分

右用生藕汁二合、麥門冬飲二合、調半錢下、

劉氏家傳小兒飜胃吐逆方、

右用硫黃研細、生姜汁入沙糖、調硫黃一大錢下、立止、大人亦治

劉氏家傳治小兒氣胃不和、藏腑泄瀉、不思乳食、或哯妳嘔逆、異攻散方、

藿香葉　白朮炒　人參

白茯苓　陳皮炒　木香

肉荳蔻麵裹炮去麵不用各等分　甘草炙

右為末，每服小半錢，紫蘇飯飲調下。

劉氏家傳平胃丸，治小兒一切吐不住，兼常服，大壯胃氣方。

馬芹子　白殭蠶去絲　丁香各半兩

右件為細末，煉蜜為丸，如此○大，煎陳橘皮湯化下。

莊氏家傳蝎梢丸，鎮驚化痰祛風，兼止嗽定吐逆，除一切驚積方。

蝎梢炒　半夏湯洗七遍　丁香揀者炒

朱砂　白附子炮裂各乙分

右件為末、生姜自然汁煮麪糊為丸、如菉豆大、每服十丸、加至十五丸、用姜湯下、不拘時候、

莊氏家傳、治吐奶方、

蓮子心七个　丁香三个　人參三寸

右細為末、以綿裹乳汁浸、令小兒吮喫妙、

莊氏家傳、又方、

藿香半兩　何首烏　白藊豆

甘草炙　糯米已上各等分

右為細末半錢用水一小盞入淡竹茹煎至七分冷服臨臥空心

孔氏家傳治小兒吐奶方

右用生姜橘皮等分煎湯與乳母服

孔氏家傳醒脾散治小兒因吐胃虛生風胃氣欲脫方

人參 天南星各等分碾

右為末旋抄每服二味各半錢冬瓜子三七粒水一盞半煎兩茶脚許通口服不計時候以胃氣生為度大人亦可服

須信煎之、以知為度、

孔氏家傳、治小兒吐不止方、

右用香白芷為末、每服一字、煎茅根湯調下、淡甘草湯亦得、

王氏手集、香葛半夏散、治痰逆嘔吐、膏膈痞滯煩渴胃昏、壯熱頭痛方、

藿香　乾葛　牙硝

滑石各三分　半夏半兩　甘草炙二分

右同為細末、每服一錢、水八分盞、入生姜二片、木瓜少許同煎四分、去滓溫服、

不計時候、

王氏手集、治小兒久吐、玉壺丸方、

半夏　白麪　天南星大者乙ケ

天麻半兩

右件為末、姜汁化柳膠為丸、黄米大、每服十丸至十五丸、漿水煮四沸、服以煮漿水下、如無漿水、以柳枝三兩莖煎之亦妙、後服太醫局丁香散、方見本門

王氏手集丁香膏、治大人小兒吐逆方

丁香　藿香各乙分　硫黄二分

柿蒂十个　水銀　木香各乙分

槐花　臘茶各半兩

右先研水銀硫黃令匀入在衆藥末内煉蜜和成膏以臘紙裹大人一杏核大煎桑葉湯下甚者三服小兒量大小加減一皂皂大薄荷湯下

趙氏家傳治小兒吐逆不定虛困生風硫黃半夏丸方

硫黃乙分　半夏半兩湯浸洗七遍

蝎梢　白附子炮各乙分

右為細末、麪糊丸如菉豆大、生姜米飲下、

趙氏家傳不換金散、治小兒吐逆方、

片子姜黃　草龍胆各一兩　乾葛一兩半

右為細末、五歲以下小兒、每服半錢、用重帛子裹藥在内、以線扎定、放入甜水半盞中、用慢火煎、存三分以來溫服、

胡氏家傳、治吐妳腹脹方、

代赭石　麝香　巴豆各一分

赤石脂　杏仁各半兩

右件細末，蜜丸如桐子大，米飲下，三日兒一丸，百日一歲二丸，

吉氏家傳治吐妳方

母丁香 三十粒　僵蠶 直着七个，净洗去粉炒

右焙乾為末，每服一字，煎棗湯調下，

吉氏家傳治吐妳荳蔻散方

肉豆蔻 麪裹炮赤熟，去麪為末

草果子 炮去皮，炙乙个　縮砂 去皮

甘草 炙　肉桂 不見火，各乙分　陳皮 半分，去白

右為末，每服半錢，陳米飲調下，

吉氏家傳玉露散、治小兒吐瀉、面赤煩躁方、

不灰木煅　滑石

右為細末、每服半錢、或一字、生油并水調下、

吉氏家傳治飜胃嘔逆方、

朱砂　硇砂　鵬砂各半錢

巴豆十粒去油　柏子仁七十粒

右末、用酸醋浸蒸餅糊為膏、油紙裹、旋丸如此○大、米飲下一丸、常服姜湯下、

朱氏家傳、治小兒文妳吐下方、

荳蔲　母丁香　宣連各乙兩

右件為散、空心米飲調半錢服之、

長沙醫者李剛中、治小兒吐藥方、

川當歸洗剉　甘草炙各乙分　桂心去粗皮不見火

枳殼湯浸去瓤切麵炒黃色

北五味子揀淨各半兩

右五味修製了、一處為細末、每服一錢水七分煎半盞溫服、大人亦可加藥末三錢、水一盞、煎七分服、長沙醫者丁時發傳，肉荳蔻散，治小兒脾胃不和，增寒壯熱，腹痛嘔吐，不納乳食方。

白荳蔻　肉豆蔻　甘草炙

芎藭　陳皮去皮

枇杷葉去毛炙各乙分　黃耆炙

乾木瓜　人參各半兩

右為末，每服一錢，水五分，姜棗同煎三分，去滓服。

長沙醫者鄭愈傳，治小兒吐逆方。

右取旧船上石灰，不計多少為末，每服

小兒一字，先滴油一點，在漿水內調藥灌下，大人半錢。

長沙醫者鄭愈傳治吐逆，藿香散方。

藿香　赤麴各二分　半夏乙分，姜汁製

右件為末，每服半錢，南木香湯下，木瓜湯亦得，三服立止，次用調中散，方在次。

長沙醫者鄭愈傳調中散方。

枳殼二分，麸過　陳皮　半夏

人參各乙分

右為末，每服一錢，水一盞，姜棗煎六分

服、

長沙醫者鄭愈傳治吐方、

丁香　胡椒　半夏

乾葛各乙分

右為末、每服一錢、生姜一片、水一平盞

煎至六分、去滓温服、量兒大小加減、

長沙醫者鄭愈傳治吐又方、

鷄舌香二ケ　母丁香七ケ　附子炮去皮

硫黄　水銀錫砂子各二分

右為末、糯米粥為丸如梧桐子、米飲化

下一丸、不計時候、

長沙醫者鄭愈傳、治小兒吐逆不定方

丁香 四十九ケ　葛根 末乙分

半夏 七粒湯浸洗七次

右件四味為細末、用温湯浸蒸餅為丸如黃米大、每服十丸、煎葛根湯下、不計時候、

長沙醫者鄭愈傳、大戟膏、治小兒大人吐方、

大戟 水略煮過焙乾為末　丁香 各半兩

膩粉乙夂研　水銀砂子　朱砂各乙夂半

右件五味為末、黃蠟半兩、乳香皂皂大

用蠟同化為汁、和藥為膏、旋丸如菉豆

大、三五丸、小兒如黃米大、二三丸、熱吐

研脂麻冷水下、冷吐煎丁香湯下、驚吐

煎馬齒湯下、

長沙醫者鄭愈傳、油珠散、治小兒吐方

滑石　丁香各末

猪牙皂角去皮用蜜炙黃色各乙夂

右件為末、每服半錢、用漿水半盞、滴好

油一點、在漿水下抄藥在油星上候沉

下調灌之、不計時候、

長沙醫者鄭愈傳水銀丸、治小兒啼呌不止、乳母便將妳餵、因被怒氣未定、為涎裹乳、留滯胸膈、面色痿黃、或時發熱吐逆方

右用積聚門中三出丸藥末五七銅錢入水銀艾同研令勻、星盡為度、亦用醋麵糊為丸、如菉豆大、朱砂為衣、金銀薄荷湯下三五丸、乳食後

聖惠、小兒嘔吐妳汁、灸中庭一穴一壯、在

亶中穴下一寸陷者、炷如小麥大、

嬰童寶鑑灸法、吐食灸上管中管各三壯、

吐哯第二

巢氏病源小兒吐哯候、小兒吐哯者、由乳哺冷熱不調故也、兒乳哺不調、則停積胃膈、因更飲乳哺、前後相觸、氣不得宣流、故吐哯出、診其脉浮者無苦也、

本草小兒嘔逆、與哯乳不同、宜細詳之、哯乳、乳飽後哯出者是、

茅先生小兒生下有中吐哯嫉形候、嫉不

穏而從口角頭自流出、身微熱、口鼻微冷、
面目青黄眼慢、此候因乳母房室媱泆、兒
子吽更將乳與吃、而陰陽不順、男子肓膈
不快吃乳停滯在於胃、不消化而胃令致
此嗽不穏遂自然從口角頭流出、所治着、
先以膽驚沉香飲子、方見霍亂門中夾丁香散與
眼、方見吐利門中夾活脾散調理、即愈、有二方一見胃气不和門中一方見慢脾風門中恐脾虚受熱、狂躁不膽、眼
偏微喘傳歸慢脾風、恶候不治、
又小兒吐哯嗽死候歌、

吐哯多時治不瘥，脾虛狂躁膈難安。
眼偏上視多微喘，傳慢須知命入關。

嬰童寶鑑：小兒哯奶歌。

乳母寒溫不節量，致令擁滯在胷堂。
更加新乳相投觸，不得宣通入胃腸。
此名哯奶須調理，詠得輕浮尚不妨。

石壁經：三十六種內哯奶候歌

顖陷時時動不停，吐中時覺乳生腥。
眼渾清碧生白膜，汗出津津却似冰。
氣細元因傷胃冷，氣粗却是欲生驚。

是風從早宜醫療，暖胃和脾氣乃乎平，此寒熱相勝使然也，氣急則是胃實，當凉即愈，若顖門陷下，氣細，當生胃氣，若渾身熱甚，目中白膜，甚者氣出喘麤，若不急治，必作癎癡。

鳳髓經歌括同，有注云，氣散宜與地黃散，氣噎宜與蔥湯丸取。地黃散方見霍亂吐利門，蔥湯丸見驚積門。吉氏家傳方同。

小兒形證論四十八候哯妳歌一同，後云此候是驚妳衝胃氣，或交妳衝脾，或是氣

妳或是病妳致吐出遶間醒氣與蛜蝍丸方見一切癎門中氣細脈沉與調胃散方見積熱門中

葛氏肘後小兒哯哺吐下方

甘草炙　人參　當歸

乾姜各乙分

右為末水一升煑取五合分服日三湯或內半分麝香益佳哯哺吐下如霍亂狀此方出小品

嬰孺治小兒吐哯膈上有冷方

細辛　橘皮各乙分　大黄

甘草各乙分　乾姜二分

右切，以水二升半，煮取八合，温一合，日三服。

嬰孺治小兒吐哯，當歸湯方

當歸　黄芩　甘草

芎　黄連各乙分　細辛

乾姜各二分半

右切，以水二升，煮取八合，服半合，日三温服。

張渙嬰兒飲乳過多，胸膈不快，或多吐哯

大便奶瓣不消、宜用消乳丹方、兼宜令兒乳後常服、

木香　丁香　青橘皮炒黄

肉豆蔻各半兩　牽牛子一分炒黄

右件搗羅為細末、滴水和丸如針頭大、每服三粒至五粒、黏在奶頭上、令兒吮之、

嬰童寶鑑、治小兒哯乳、玉真散方、

白朮半兩　半夏七个　椒半分去目汗

右件為末、每服半字、水一呷調下、大者

一字、

三十六種治哯妳、青皮散方、

青皮　滑石　硫黃研各乙分

右為末、每服半錢、藿香湯調下、

噦逆第三

巢氏病源小兒噦候、小兒噦由哺乳冷、冷氣入胃與胃氣相逆、冷折胃氣不通則令噦也、

千金翼論、胃中虛冷、其人不能食者、飲水即噦、

千金、治小兒嗽方、

生姜汁　牛乳各五合

右二味、煎取五合、分為二服、聖惠同、以牛乳二合、姜汁一合、銀器中煎一沸、二一歲兒飲半合、

千金又方、

右取牛乳一升、煎取五合、分五服、外臺以羊乳煎、無即以牛乳代、聖惠同、只煎三四沸、

古今錄驗、治小兒嗽方、

鹿角粉　大豆末

右等分相和，乳調塗奶上，飲兒。

聖惠：治小兒噦不止，一香散方。

丁香　藿香　白茅根剉，各乙分

人參半兩，去蘆頭　花桑葉三兩，炙

右件擣羅為散，三四歲兒，每服一錢，以水一小盞，入生姜少許，煎至五分，去滓，不計時候，帶熱服之。更量小兒大小，以意加減。

聖惠：治小兒噦逆不止，心神煩亂，人參散

方。

人参　白朮　白茯苓各半两

甘草炙剉　藿香各一分

右件藥擣、粗羅為散，每服一錢，以水一小盞，煎至五分，去滓，不計時候，稍熱服之，量兒大小，以意分減服。

聖惠治小兒嗽不納乳食，草荳冠散方

草豆冠三枚，去皮　甘草一分，炙剉　人参半两

右件藥擣，粗羅為散，每服一錢，以水一小盞，煎至五分，去滓，不計時候溫服，量

兒大小，以意增減

聖惠治小兒多噦，心胷煩悶，麥門冬散方

麥門冬乙两，去心焙　甘草乙分，炙剉

人參　陳皮

厚朴去粗皮，塗生姜汁炙令香熟。各半两

右件藥擣，粗羅為散，三四歲兒，每服一錢，以水一水盞，煎至四分，去滓，稍熱頻服，量兒大小，以意加減

聖惠治小兒噦，乳母服人參散方

人參三分　陳皮乙两，去白

右件藥擣、粗羅為散、每服三錢、以水一中盞、入生姜半分、煎至六分、去滓熱服、至夜三四服、乳母服訖即乳兒、甚效

惠眼觀證平胃丸、養實胃氣、大治乾嘔方、

馬芥子生　白殭蠶直者　丁香

右各等分為末、煉蜜為丸、如此○大、每服一丸、用陳皮一片炙過、煎湯化下、凡諸疾覺胃氣稍怯、即服之、

霍亂吐利第四

劉氏病源小兒霍亂吐利候、霍亂者、陰陽

清濁二氣相干謂之氣亂氣亂於腸胃之間為霍亂也小兒腸胃嫩弱因解脫逢風冷乳哺不消而變吐利也或乳母觸冒風冷食飲生冷物皆冷氣洗入乳令乳變敗兒若飲之即成霍亂吐利皆是觸犯腑藏使清濁之氣相干故霍亂也挾風而結實者則身發熱頭痛体疼而腹吐利凡小兒霍亂皆須暫斷乳亦以藥與乳母服令血氣調適乳汁溫和故也小兒吐利不止血氣變亂即發驚癇也

千金翼、問曰、病有霍亂者何也、答曰、嘔吐而利、此為霍亂、

茅先生、小兒生下有中諸般瀉候各別、各有所見、下藥分次第、下項小兒有中霍亂吐瀉候、上吐下瀉、遍身微熱、不能乳哺、此候因吃食冷熱不調、氣不順、脾家受熱、胃冷不消化致此、所治者、先用沉香腦鶯飲、方見霍亂門中夾丁香散、方見吐利門中乳香散、方見一切泄瀉門中治脾散、與服安樂、有二方、一方見胃氣不和門、一方見慢脾風門中、如傳變大渴不食、面臉紅、眼微視、氣

小不語、汗多、恐化慢脾風、死候不治、
漢東王先生家寶、○丸嬰孩小兒霍亂而成
吐瀉、仍須進大七寶散二三服、方見本門并觀
音散二三服、方見胃氣不和門中溫白丸二三服、如
不退、恐脾困不進乳食、須進惺惺散二三
服、如依此用藥不退、往往變作慢脾風慢
驚風、如得此患、宜進竹瀝膏二三服、間惺
惺散、三方並見利久不止門中調胃氣藥、并沉香散與
之、方見本門
張渙謹按、小兒霍亂吐利、由陰陽○下和、清

濁相干、與大人無異、如救火拯溺、宜速療

之、兼宜用聖石丹治之、方見冷吐門中又宜順正

湯、方見本門

翰林侍詔楊大鄰問小兒霍亂吐奶者為

何、答曰、凡將息小兒之道、切慎擇奶母、精

神爽健、精神詳慢、智惠深遠、身無疾病、腈

肉肥潤、溫厚淳善、能調理乳食、何疾更生、

衆疾易愈、緣不慎諸味、姿意亂餐、孩兒或

变蒸、或乘寒哺乳、或蒸熱飼兒、或醉後嗔

怒、或悲啼不常、驚亂神氣、乳食失節、即吐

瀉呵疑、

惠眼觀證 霍亂吐瀉形候、忽然吐瀉謂之霍亂、吐、瀉如有渴、即下沉香飲子、方見吐利門中夾平胃丸服之、方見嗽逆門中若未有渴、量大小下鮓湯丸、通一二遍白涎、方見急慢驚風門中只依前用沉香飲子平胃丸調理、或尚搐狂躁、夜睡不得、喘息急促、此死候不治、

玉訣、小兒霍亂有此兩證、若胃冷霍亂、身無大熱、但只微溫、面須青黃、宜銀白散調氣、若腹痛多喘、口吐清水、面色不定、乾噦

不常、宜蘆薈九枚虫、二方並見霍亂門中後調氣、歌

曰、

霍亂皆因胃氣傷、冷熱攻脾氣受殃、
或積或虫寒與熱、胃虛乾嘔不尋常、

石壁經三十六種霍亂吐瀉歌、

先以青黃面色看着、定因風熱在脾間、
髮如直立人多怕、鬧眼無休定有涎、
胃逆更看風起搐、常疑脣白口多乾、
舌上有瘡為熱極、難過二七入黃泉、

此候青白滿面者、冷痰在胃間也、亦主

吐瀉若黄赤胃有熱積所致也亦主發霍亂此胃虛實皆作此證也治各看其候調治若失治則口乾燥煩渴若搐搦逆候口中瘡鵝子白滿口者不治不過二七日七七也

千金治小兒霍亂吐利方

人參乙兩　厚朴姜製　甘草炙各半兩

白术炮十八銖

右四味吹咀以水一升二合煮取半升六十日兒服一合百日兒分三服朞歲

分二服、中間腑乳服之、乳母忌生冷油
膩等、一方加乾姜一分、或加生姜三分、
外臺（臺）劉氏療小兒霍亂吐利不止方、
人乳汁 二合 生姜汁 粟米許 蘧篨 乙小把
龍骨 六分 荳蔻 取仁碎似大麥大二七枚
右以乳煎取一合、着少許牛黄麝香兔
毛灰等和、分為三服、如渴以糯米汁着
○家與喫食、即差止、
外臺、廣濟療先小冷熱不調、霍亂吐利、宿
食不消、理中丸方、

人参　白朮　甘草炙

高良姜各八分　乾姜　桂心各六分

右六味擣篩、蜜丸、空腹以飲服如梧子大三十丸、日二服、漸加至四十丸、老小以意減之、忌生冷油膩生葱海藻菘菜桃李雀肉等物、

外臺、備急療小児霍亂吐利方、

人参四分　厚朴　甘草各二分炙

乾姜乙分　白朮三分

右五味切、以水一升、煮取四合、分服之、

外臺古今錄驗療小兒霍亂吐利、人參白朮湯方、

人參六分 白朮 茯苓各四分

厚朴 甘草各三分炙

右五味切、以水一升半、煮取六合、分溫服之效、嬰孺治暮歲兒、

海藥主小兒吐利霍亂方、

右用寡婦薦取二七莖、煮飲之

子母秘錄、主小兒霍亂吐利方、

右用苛巢細切煑熟汁飲、任性多少、得

止、

聖惠、治小兒霍亂後、吐瀉不止煩悶、半夏散方、

半夏（湯洗七遍去滑） 黃連（去須） 乾姜（炮裂剉）

陳橘皮（湯浸去白瓤焙） 人參（去蘆頭）

當歸（剉微炒已上各半兩） 黃芩

甘草（炙微赤剉各乙分）

右件藥擣、麤為散、每服一錢、以水一小盞、煎至伍分、去滓、不計時候、量兒大小分減溫服、

聖惠、治小兒霍亂不止、和胃氣、定吐瀉、立效方、

胡椒 七枚拍碎　人參 去芦頭　生姜 各半両

陳橘皮 乙分湯浸去白瓤焙　紅粳米 四十九粒

棗 三枚

右件藥、都細剉和勻、分作七服、每服以水一小盞、煎至五分、去滓、不計時候、量兒大小、分減溫服、

聖惠、治小兒霍亂吐瀉不定、丁香散方

丁香　木香　甘草 炙微赤剉

葛根剉　枇杷葉拭去毛炙微黄各半分

藿香　人参去芦頭　桑黄各半两

右件藥擣、細羅為散、不計時候、以麝香湯調半錢、量兒大小、以意加減服之、

聖惠、治小兒霍亂吐瀉、心煩悶、丁香丸方、

丁香　地黄花　桑葉

朱砂細研乙分　甘草半两炙微赤剉

右件藥擣、羅為末、研入朱砂令匀、錬蜜和丸如黍米大、每服以生姜溫湯下二丸、三歲以上以意加之、

聖惠、治小兒霍亂吐瀉不止、心神煩渴方、

人參去芦頭　陳橘皮湯浸去白瓤焙，各半兩

麥門冬去心焙　訶梨勒皮微煨　丁香

桂心各乙分

右件藥擣、粗羅為散、每服一錢、以水一小盞、煎至五分、去滓、不計時候溫服、量兒大小、以意增減、

聖惠、治小兒霍亂吐瀉不止、食飲不下、肉荳蔻散方、

肉荳蔻乙枚去殼　丁香　黄耆剉

枇杷葉（拭去毛，炙）　桂心（各半分）

人參　甘草（炙，剉）　白茯苓（各半兩）

陳皮（一分）

右件藥擣、細羅為散、一歲兒、每服以溫水調下半錢、量兒大小、以意加減。

聖惠又方、

乾桑葉　藿香（各半兩）

右件藥擣、細羅為散、不計時候、以粥飲調下半錢、量兒大小、以意增減。

聖惠又方、

肉荳蔻　甘草（炙剉）　藿香（各乙分）

右件藥擣粗羅為散，每服一錢，以水一小盞，煎至五分，去滓，不計時候，量兒大小，分減溫服。

聖惠治小兒霍亂吐瀉不止，龍骨散方：

龍骨（末乙分）　草豆蔻（末半兩）　爛蘧蒢（末半分）

右件藥都研令勻，以妳汁三合，煎至二合，去滓，別入牛黄、麝香、兎毛灰各一字，生姜汁少許，調令勻，分為三服，如人行五里一服。

聖惠治小兒霍亂吐瀉不止心胷煩悶菖蒲散方

菖蒲　肉豆蔻去殼　人參去芦頭

白茯苓各一分

右件藥擣細羅為散不計時候以溫生姜湯調下半錢量兒大小以意加減

聖惠治小兒霍亂吐瀉不定人參散方

人參去芦頭　陳橘皮湯浸去白瓤焙

黃連去須　厚朴去粗皮塗生姜汁炙令黃熟各一分

右件藥擣細羅為散每服以陳粟米粥

飲調下半錢三歲以上加藥服之

聖惠又方

甘草半兩炙微赤剉　肉豆蔻去殼　乾薑炮裂剉各乙分

右件藥擣細羅為散每服以冷水調下一字二歲以上加藥服之

聖惠又方

人參乙分去芦頭　丁香半兩

右件藥擣碎以妳汁三合煎五七沸去滓放溫量兒大小分減漸漸服之

聖惠又方

丁香末乙分　消梨乙枚絞汁　妳汁乙合

右件藥相和令勻、少少與兒服之、

聖惠又方、

右用桑蟲一枚炙焦黄、細研以妳汁調灌之、

聖惠又方、

右用蠨蛸窠微炙、擣羅為末、以妳汁調一字服之、

博濟方、治小兒霍亂、吐瀉不定、乳香丸、

乳香　朱砂各乙分研

半夏半兩湯洗七遍薑汁炒黃

右件三味爲末、麪糊爲丸如菉豆大、每

服五丸、米飲下、日三服、張氏家傳方同、

半夏却用一兩、又名香砂丸、

博濟方治小兒吐妳、及霍亂吐瀉不止、真

珠散、

石亭脂抄乙夂匕　白滑石末炒三夂匕

右件二味、同研千餘遍、看兒大小、生薑

糯米泔調下一字、立差、

漢東王先生家寶治嬰孩小兒霍亂吐瀉、

不進乳食大七寶散方

木香炮　丁香炒　官桂去麁皮不見火

茯苓　麻黃去節　當歸

甘草炙　人參　大腹皮

呵子　川楝子二味去核　秦艽炒各乙分

地榆二分炒　肉豆蔻乙ケ炮　藿香取葉乙炙半炒

右為末、每服嬰孩一字、二三歲半錢、四五歲乙錢、水一藥注、或半銀盞、入棗子半片煎十數沸、溫服。

漢東王先生家寶、補虛、調胃氣、定霍亂、治

吐止瀉、進乳食、沉香散方、

沉香 茯苓各乙分 甘草炙

丁香炒 藿香取葉秤各乙分 木香炮

官桂去麁皮令盡不見火各半分

右為末、每服嬰孩一字、二三歲半盞・五七歲一錢、以意加減紫蘇木瓜湯調下、一日三服、

張渙順正湯、順陰陽治霍亂吐利方、

白茳蔻 高良姜微炮 藿香葉

當歸洗焙乾 草豆蔻麸裹炮

陳皮去白焙乾 各半两　丁香乙两
右件擣羅為細末，每服半錢，至一錢，溫粥飲調下。
張渙二姜湯，分清濁，治霍亂吐利方。
高良姜　川麺姜各乙两　丁香
人參各半两　甘草炙乙分
右件擣羅為細末，每服半錢，米飲湯調下。
張渙建脾膏，治一切霍亂吐利，皆可服之方。

丁香　藿香葉　人參各乙两

沉香　木香各半两

右件擣羅為細末，煉蜜和丸雞頭大，每服一粒，粟米飲化下。

張渙香連散，分清濁，定霍亂吐利方。

木香　川黄連去須各乙两

人參　厚朴去粗皮塗生姜汁炙令香熟各半两

右件為細末，每服一錢，粟米飲調下。

張渙快膈散，定霍亂吐利，服藥多吐，即先服此藥。

甘草（半两炙）　高良薑（微炮）　肉豆蔻（去殼）

丁香（各乙分）

右件擣羅為細末、每服半錢、新冷水調下、

嬰童寶鑑、治小兒霍亂吐瀉、霍香散方、

藿香　香薷（並末各一分）　白茯苓（末二分）

右件研服半錢、薑湯下、如人行三五里進一服、連進三服、

保生信效、治霍亂吐瀉轉筋方、

硫黃　焰硝　晉礬

滑石（並細研）　白麪（已上各一兩）

右將麪與藥再研勻、滴水丸如梧桐子大、每服三四十丸、熟水下、小兒量與、仍別作一等小丸、

三十六種、治霍亂吐瀉、木香散方、

木香（細剉）　人參　藿香（各等分）

右爲末、每服一錢、水五分、煎至五分服、

三十六種、又方桃仁膏、

桃仁　杏仁　巴豆（各一粒）

朱砂（少許）

右同研飯為丸如米大每服一丸以飲吞下

劉氏家傳小兒霍亂吐瀉方

草豆蔻　檳榔　甘草各等分

右末之姜煎一錢空心服

王氏手集大姜煎丸治脾胃伏寒吐利不止霍亂煩悶身体疼痛發熱嗜臥手足厥逆方

乾姜二兩　人参　白术

甘草各乙兩　黑附子半兩

右為細末、鍊蜜為丸、一两作八十丸、每
服一丸、白湯六分盞化破、再煎至四分、
連滓温服、
吉氏家傳治霍亂吐瀉、丁香散方、
丁香 一分 藿香 半两
枇杷葉 七片湯洗泡去毛炙為末
右細末、每服一字、或半錢、飯飲調下、只
两服佳、
吉氏家傳治霍亂吐瀉不止方、
乾姜 炮 人参 白术 各四分

厚朴二分姜汁浸炙

右細剉分作四服每服水二盞煎至六分以意加減

吉氏家傳地黃散治小兒脾胃氣衰弱霍亂吐瀉嘔逆不食煩躁迷悶方

乾地黃　厚朴姜汁拌炒　乾葛

人參　茯苓

藿香葉　黃耆蜜炙　白朮麸炒各乙分

丁香　呵子炮用肉各乙夊

右為細末每服半錢或一錢用蒼朮煑

飯飲調下併進四五服

長沙醫者丁時發傳霍亂吐瀉方

孩兒霍亂胃虛鳴手冷如冰面色青冷

熱未和多吐利名方順氣便惺惺

順氣散

人参　藿香　丁香各乙分

茯苓　乾薑　甘草炙

天台烏藥各半兩　紅橘皮乙兩

右件為末每服半錢用水六分入棗一箇姜一片同煎三分温服

霍亂第五 或霍亂吐而不利、或霍亂利而不吐、或止霍亂而不吐利、

本草、主小兒惡氣霍亂方、

右用梳梳篦垢、水和飲之、

葛氏肘後、孩子霍亂已用立效方、必有神驗、

人參　蘆蘀各二分　藊豆藤二兩

倉米二撮

右吹咀、以水三升煑、細細溫入口、即當甚效、千金方同、倉米只以一撮、又用水

二升煑八合、

葛氏肘後、又方、

人参（四分） 厚朴（炙） 白术

甘草（炙各乙分） 生姜（三分）

右㕮咀、以水二升、煮取五合、去滓、分五服中間、隔乳服之、奶母忌生冷油膩果麪等、大效、外臺方同、但厚朴白术甘草各二分、餘同、

千金、治孩子霍亂已用立驗方、

人参（乙两） 木瓜（乙枚） 倉米（乙撮）

右三味、㕮咀、以水煮分服、以意量之、立效、

千金治小兒霍亂方、

右研尿滓、乳上服之、

千金又方、

右用牛涎灌口中一合、

外臺、灸效主小兒乳霍亂方、

右取厠屋户簾燒灰研、以飲服一錢匕、

外臺、灸效又方、

右用訶梨勒一枚、先煎沸湯研一半許、

與兒服之，止，再服神妙。

外臺劉氏療百日以來及蓐內兒霍亂方

右以人乳半合，及生薑汁少許，相和煎服，入口定。

外臺劉氏又療小兒霍亂方

生薑四分，研 香薷 薄荷各一兩

右三味，以水煎，分溫兒與妳母俱服之，甚良。

外臺劉氏療小兒霍亂，空吐不利方

人參六分 生薑四分 厚朴二分，炙

橘皮乙分　兎骨乙兩炙

右五味切以水一升二合煎取四合服之即利下部又以杏仁鹽少許皂角末少許麺和硬搜如棗核大以綿裹内之便通妳毋忌熱麺大效

外臺劉氏又療小兒霍亂空利不吐方

烏牛葹草乙團葹舒移切　生姜

人參各三兩

右三味切以甜不醋漿水一升半煎取五合分服之如孩子渴取曲蟮糞爛龍

骨一兩、以漿水煎澄清、與兒吃即差、

外臺劉氏又療小兒霍亂、不吐不利、肚脹妨滿上、下不通方、

甘草四分炙　當歸二分　石鹽三分

右三味切、以漿水一升半、煎取六合、去滓、牛黃麝香各半錢匕研、容半匙、相和以下灌之即通、妳母與漿水粥吃、勿吃麵肉等、

外臺劉氏又療小兒乾霍渇熱、及壯熱、眼色慢、四大困悶方、

右以烏豆二升淨乾、擇生姜一兩切、以水三升煎烏豆、皮欲爛、即濾取汁二合、和少許蜜喫、即變吐、如人行六七里、又與喫、無問大人小兒、並與服之效、

外臺、劉氏又療小兒熱霍、諸藥不差方

右用芦葉二大兩、糯米三大合、水三升先煮葉入米、煮取一升、入蜜少許和服差、不足即取桑葉二升、生姜半兩切、以水三升、煮取一升、着一匙旧米為飲服

聖惠、治小兒霍亂不下乳食、麥門冬散方、

麥門冬一兩去心焙　白茯苓

人參去芦頭　陳橘皮湯浸去白麩焙

乾木瓜各乙分　厚朴去粗皮塗生姜汁炙令香熟

茅香各半兩

右件藥擣、粗羅為散、每服一錢、以水一小盞、入生姜少許、煎至五分、去滓、不計時候、量兒大小、分減溫服、

聖惠、治小兒霍亂不欲乳食、丁香散方

丁香乙分　人參半兩去芦頭

右件藥擣、粗羅為散、每服一錢、以水一

小盞，煎至五分，去滓，不計時候，量兒大

小分減溫服。

聖惠治小兒霍亂不止，肉豆蔻散方

肉豆蔻（乙久）　藿香（半兩）

右件藥擣粗羅為散，每服一錢，以水一

小盞，煎至五分，去滓，不計時候，量兒大

小分減溫服。

聖惠治小兒霍亂，但利不吐方

烏牛糞（糞）（半兩 燒灰）　人參（三分）　生姜（半分 炒）

右件藥用鉳淡漿水一大盞，煎至五分

去滓，不計時候，量兒大小，分減溫服。

聖惠治小兒霍亂，吐逆不止，人參散方

人參　藿香　葛根（剉，各半兩）

白朮　厚朴（去粗皮，生薑汁炙令香熟）

甘草（炙，剉，各乙分）

右件藥，擣粗羅為散，每服一錢，以水一小盞，煎至五分，去滓，不計時候，量兒大小，分減溫服。

聖惠治小兒霍亂不止，蘧篨散方

故蘧篨（半兩）　鹽（一字）

牛黄 一黑豆大細研 乳汁 乙合

右件藥、将乳汁煎二味三兩、沸去滓、調入牛黄服之、立差、

茅先生小兒吐哯、霍亂臨驚、沉香飲方、

沉香 丁香 各乙分 檳榔

甘草 炙各半兩 肉豆蔻 乙兩

右為末、每服半錢一錢、用棗子半箇、水五分盞、同煎三分、通口服、

嬰孺、治小兒霍亂腹脹、不得利、牛泄方、

右取牛泄絞汁、百日兒服一合、一百日

一合半、二歲一歲二合、

嬰孺治小兒霍亂、嘔吐不止、人參飲子方

人參六分 厚朴三分炙 粗倉米二合淘

右以水二升、煮取七八合、絞汁、百日服半合、一歲三服、外臺方同、

嬰孺治小兒霍亂、吐乳不止方

右以人參煎湯服、立已、

嬰孺又方、

右取薄荷葉未乾者研汁、量多少、捻鼻合口開灌之、

嬰孺治小兒霍亂，乳母服之方，

扁豆莖（一升，先炙令萎，切細） 人參（三兩，切之）

右以水三大升半，取汁，煮粟米少許為粥，與乳母服之，衣裹乳物令露之，每欲乳兒，先捏去少許，然後乳母乳兒，常服大佳，

嬰孺治少小大吐下，心結堅，食飲不下，嘔逆欲死，并霍亂後吐下不止，短氣煩滿，半夏湯方，

半夏（四分） 黃芩 甘草（各二分）

王悲、王

乾姜　橘皮　當歸
人參各三分
右以水四升、煮一升半、二百日兒服三合、若腹痛加當歸三分、嘔逆甚加橘皮三分、

王訣、銀白散、取積取蟲、後生胃氣、使不霍亂方、
人參　茯苓　甘草炙
白朮麥麩炒　白藊豆去皮
右各等分、末一錢、紫蘇湯調下一方有

藿香葉等分、

王訣蘆薈丸、治霍亂後、乾噦不常方

蘆薈　安息香　胡黄連

枳殻麩炒各乙分　史君子三七ケ炒　蕪荑乙分

定粉乙分半　麝香少許

右末、猪膽糊丸如此○大、五七丸、米

飲呑下、

恵眼觀證、香参膏、治霍亂瀉住、吐不住方

人参乙捎大才之　丁香乙十四粒　藿香乙分

糯米七十粒同丁香炒合米黄

右件四味同爲末，用棗肉和爲膏，每服一指頭大，用鹽姜湯下。

惠眼觀證石黄散，治霍亂吐瀉不住方

硫黄半兩　滑石乙分

右二味同研令細，每服半錢，米泔下。

吉氏家傳治霍亂吐不食妳，丁香散方

丁香二十ケ　母丁香乙ケ　藿香乙夂

半夏五ケ湯泡七次

右件末，都以姜汁浸三宿，焙乾，再爲末，每服一字，藿香湯下。

長沙醫者鄭愈傳、治霍亂候、嘔逆不止、方心

胃虛熱、人參散方、

人參　陳皮　桔梗

甘草炙　白芷各二分

右件為末、每服一錢、水五分、入淡竹葉

煎二分、入芦荻根煎亦得、

吐利第六但吐利而不霍亂

巢氏病源小兒吐利候、吐利者、由腸虛而

胃氣逆故也、小兒有解脫、而風冷入腸胃、

腸胃虛則泄利、胃氣逆則嘔吐、此大体與

霍亂相似而少輕，不劇悶頓，故直云吐利，亦不呼為霍亂也。

錢乙論：小兒初生三日內，吐瀉壯熱，不思乳食，大便乳食不消，或白色，是傷食，當下之，後和胃。下用白餅子，方見本門和胃用益黃散主之。方見胃氣不和門中

錢乙論：小兒初生三日以上至十日，吐瀉身溫涼，不思乳食，大便青白色，乳食不消，此上實下虛也。更有兼見證，肺哇（主欬）睡，露睛喘氣，心主驚悸，飲水，脾主困倦饒睡，肝生

呵欠頓悶、腎主不語畏明、當瀉見兒兼藏補脾、益黃散主之、此二證多病於秋夏也、益黃散方見胃氣不和門中

錢乙論、夏秋吐瀉、五月二十五日已後、吐瀉身壯熱、此熱也、小兒臓腑十分中九分熱也、或因傷熱乳食、吐乳不消、瀉深黃色、玉露散主之、六月十五日已後、吐瀉身溫似熱、臓腑六分熱、四分冷也、吐嘔、乳食不消、瀉黃白色、似渴、或食乳、或不食乳食、能少服益黃散、食後多服玉露散、七月七日

已後吐瀉，身温涼，三分熱，七分冷也。不能食乳，多似睡，悶亂，哽氣，長出氣，睡露睛，脣白，多噦，欲大便，不渴。食前多服益黃散，食後少服玉露散。八月十五日已後，吐瀉止冷，無陽也，不能食乳，乾噦，瀉青褐水，當補脾，益黃散主之，不可下也。玉露散方見本門，益黃散方見胃氣不和門中。

錢乙論吐瀉爭工云：廣親北宅四大王宮五太尉，病吐瀉不止，米穀不化，衆醫用補藥，言用姜汁調服之。六月中服温藥，一日血加喘吐不定、錢曰、當以凉藥治之、所以然者、謂傷熱在内也、用石膏湯三服、併服之、衆醫皆言吐瀉多、而米穀不化、當補脾、何以用凉藥、王信衆醫、又用丁香散三服、錢後至曰、不可服、此三日外、必腹滿身熱、飲水吐逆、三日外一如所言、所以然者、謂六月熱甚、伏入腹中而令引飲、熱傷脾胃、即大吐瀉、他醫又行温藥、即上焦亦熱、故喘而引飲、三日當死、衆醫不能治、復召錢至宫中、見有熱證、以白虎湯三服、更以白餅子下之，一日減藥二分，二日三日又與白虎湯各二服，四日用石膏湯一服，旋合麥門冬黃芩腦子牛黃天竺黃茯苓，以朱砂為衣，與五丸，竹葉湯化下，熱退而安。

錢乙論虛實下藥云，馮承務子五歲，吐瀉壯熱，不思食，錢氏曰，目中黑睛少而白睛多，面色㿠白，此子必多病，面色㿠白，神怯也，黑睛少，腎虛也，黑睛屬水，本怯而虛，故多病也，縱長成，必肌膚不壯，不奈寒暑，易虛易實，脾胃亦怯，更不可縱酒慾，若不保養、不過壯年、面上常無精神光澤者、如婦人之失血也、今吐利不食壯熱者、傷食也、不可下、下之虛入肺則喘、入心則驚、入脾則瀉、入腎則益虛、此但以消積丸磨之、為微有食也、如傷食甚則可下、不下則成癖也、實食在內、乃可下之、下畢補脾必愈、隨其虛實、無不效者、

錢乙有吐瀉問難云、廣親宮七太尉七歲病吐瀉、是時七月、其證全不食而昏睡、睡覺而悶亂、哽氣乾嘔、大便或有或無、不渴、

衆醫作驚治之、疑睡故也、錢曰、先補脾後退熱、與史君子丸、補脾、退熱、石膏湯、次日又以水銀硫黄二物咊之生姜水調下一字、錢曰、凡吐瀉五月內九分下而一分補、八月內十分補而無一分下、此者是脾虛瀉、醫妄治之、至於虛損、下之即死、當只補脾、若以史君子丸即緩、錢又留溫胃益脾藥止之、醫者李生曰、何食而噦、錢曰、脾虛而不能食、津少即噦逆、曰、何瀉青褐水、曰、腸胃至虛冷極故也、錢治而愈、錢乙附方，凡小兒吐瀉，當溫補之，余每用理中丸，以溫其中，以五苓散導其逆，五苓最治小兒吐，連與數服，兼用異功散等溫藥，調理之，往往便愈。若已虛損，當速生其胃氣，宜與附子理中丸，并研金液丹末，煎生薑米飲調灌之，惟多服乃效，服至二三兩，無害，候胃氣已生，手足漸暖，陰退陽回，然猶瘛瘲，即減金液丹一二分，增青州白丸子一二分，同研如上服，以意詳之，漸減金液丹，加白丸子，兼用異攻散，羌活膏，溫白丸，釣藤飲子

之類、調理至安、依此治之、仍頻與粥、雖至危者、往往死中得生、十救八九、

嬰童寶鑑、小兒為乳母飲酒淫泆情亂、乳子為疾、其候吐瀉青黃水、身熱啼叫如驚不治、

嬰童寶鑑小兒吐利歌、

小兒吐利早須醫、只為腸虛逆氣為
更有中他湯藥毒、又加煩躁在心脾

千金、治少小吐利方、

亂髮半兩燒　鹿角六銖

右二味末之，米汁服一刀圭，日三服。

千金又方

用熱牛屎合之，一作牛膝。

千金又方

右用熱特猪屎水解取汁，少少服之。

外臺劉氏療百日以下蓐内兒吐利方

麵（乙分，炒）　乳汁（二兩）　龍骨（六分）

右三味，煎龍骨和炒麵服之，即差。

聖惠治小兒吐利發熱，不欲乳食，人參散方。

人参 半两，婴孺用四两　乾姜 炮，剉
桂心 各乙分，婴孺各用三分
甘草 乙分，炙，剉，婴孺用四分
黄芩 二分、婴孺用六分、
右件藥擣粗羅為散、每服一錢、以水一小盞、棗一枚、煎至五分、去滓、不計時候稍熱服之、隨兒大小、以意增減。
聖惠治小兒吐利、腹脇虛悶、訶梨勒散方、
桂心 乙分　訶梨勒皮　人参
白术　甘草 炙

厚朴（去粗皮，塗生姜汁炙令香熟）
陳皮（各半兩）
右件藥擣，粗羅為散，每服一錢，以水一小盞，煎至五分，去滓，不計時候，稍熱服之，量兒大小，以意加減。

聖惠，治小兒冷熱不和，吐利不止，白术散方：

白术　木香　丁香
陳皮（焙，各乙分）
麥門冬（三分，去心，焙）

右件藥擣、粗羅為散、每服一錢、以水一中盞、煎至五分、去滓、不計時候、稍熱服、量兒大小、以意加減、

聖惠、治小兒吐利、兼胷脇脹滿、草豆蔻散方、

草豆蔻去皮　木香　五味子

人參　白茯苓

陳皮湯浸去白各乙分　訶梨勒皮

甘草炙剉各半兩

右件藥擣、粗羅為散、每服一錢、以水一

小盞、煎至五分、去滓、不計時候、稍熱服、隨兒大小、以意加減、

博濟方、治小兒未及周晬、吐瀉不止、因乳母氣血勞神、或熱妳傷胃、致有痰涎、中和散方、

雄黃 好者少許　大黃　五靈脂 各等分

右件三味同研為細末、每服一字、磨刀水調下、

譚氏殊聖、治小兒吐瀉方、

白滑石　硫黃 各等分

右細研淘糯米泔調下一字。新生小兒未滿月及百日，舌上生瘡，口中白膏厚如池紙，用坯子燕脂少許，兒病用女乳汁，女病用兒乳汁，同調塗舌上，一宿立效。

譚氏殊聖治小兒吐瀉不止，乳香丸方

乳香　朱砂各乙分

半夏半兩，湯浸七遍，切破，用生姜汁炒令黃色

右為末，麪糊為丸，如菉豆大，每服三二丸，如五歲以上五六丸，米飲下。

茅先生小兒吐瀉、丁香散方、

丁香 三七粒　肉豆蔻 一箇　木香 乙分

以上三味研損、用醋麵裹、熱灰煨、令麵赤色、取出不用麵、入後藥、

藿香　桂心 各半分

右此二味、和前三味、拌合為末、每服一字半錢、用陳米飯煮飲調下、

嬰孺皇子湯、治少小痢下、吐逆壯熱、數日不止、不得乳哺、或但羸困欲死方、

甘草 炙　牡蠣 熬赤　芍藥

桂心各三兩

右為粗米、一歲兒水一升内四方寸七、煑三合頓服、日再、小兒以意加減、此能除熱止痢、上下神驗、

嬰孺浴少小驚、兼少小下利、及吐、十日以上、以意量之與服、二十日以上、依此方合服、若七八日以上、倍加藥、過此以意消息增減神妙方、

大黄二分　釣藤六合　黄耆二分

細辛半分　蛇蛻皮二寸炙　蚱蟬二ケ炙

甘草一分炙

右切、以水一升半、煮五合、絞去滓、研牛黃五大豆許、入湯中、一服一棗許、日三夜一、亦同灸兩耳前三炷必差、無牛黃、以真麝香代之、

嬰孺、治少小寒中吐利、及客忤、溫白丸方、

附子炮　桔梗各二分　人參乙分

乾薑二分

右為末、鍊蜜丸、二十日兒麻子大一丸、五十日兒、胡豆大一丸、百日兒、小豆大

一九、不知加之、

嬰孺醋酒白丸子、治吐利寒中、并客忤方、

半夏洗 人参各三分 桔梗

附子炮去皮臍 乾姜各四分

右為末、以苦酒和、丸小豆大、一服一丸、

日三服、此是一歲服法、

錢乙異功散、温中和氣、治吐瀉不思食、凡

治小兒虚冷病、先與數服、以正其氣方、

人参切去頂 茯苓去皮 白术

甘草炒 陳橘皮各等分

右為細末，每服二錢，水一盞，生姜五片，棗二個，同煎至七分，食前溫熱服，量多少與之。

錢乙五露散，一名甘露散方。

甘草（生，乙分）

寒水石（嫩而微青、黑中有紅紋者是。）

石膏（堅白而手不可折者，有墻壁，堅白佀石膏是，如无以方解石代之。獻段々皆方是也。各半兩。）

右同為細末，每服一字，或半錢，一錢，食後溫湯調下。

錢乙治壯熱，白餅子方，又名玉餅子。

滑石　輕粉　半夏

天南星二分、湯浸七次、為末、同上各乙分、

巴豆或十四个、去皮膜、水乙升、煮水尽為度、

右研匀巴豆、後入衆藥、以糯米飯為丸小菉豆大、捏作餅子、三歲以上三五餅子、以下三餅子、煎葱白湯、臨卧服、

錢乙附方金液丹、治小兒吐瀉虛實極最妙、洮存中良方、論金液丹云、親見小兒吐利劇氣已絶、服之復活者數人、真不妄也、須多服方驗、

錢乙附方、治小兒脾胃虛寒吐瀉等病、及
治冷痰、

齊州半夏（乙兩湯浸七次切焙）

陳粟米（三分陳粳米亦滑）

右㕮咀、每服三錢、水一大盞半、生姜十
片、煎至八分、食前溫熱服、

張渙治小兒三焦不調、停寒膈上、乳哺不
消、胷膈痞滿、甚則喘逆吐利、肌體痿黃、勻
胃散方、

甘草（乙分炙）　藿香葉　白豆蔻

人参（去芦頭，各乙两） 木香 乾姜（炮）
厚朴（去麁皮，塗生姜汁，炙香熟） 丁香（各半两）
右件擣羅為細末，每服一錢，水一小盞，入生姜二片，煎至六分，去滓温服。

張渙益中湯方，治嘔吐兼泄利。

人参（去芦頭） 青橘皮 丁香（各半两）
桂心 訶梨勒皮（各一分）
草豆冦（三枚，去皮，炒）
右件擣羅細末，每服半錢至一錢，米飲調下，量兒大小加减。

嬰童寶鑑、治小兒吐利不止、不二丸方、

巴豆 三十ケ去心膜細研別用好黄連半兩水浸染紙二張裹豆令出油

朱砂 末乙久重

寒食麵 乙久九

右件研匀、滴水為丸、如菉豆大、以新汲水、磨下一丸、

萬全方、治脾胃氣虛、止吐瀉、人参散

人参 白茯苓 白术

乾葛 陳橘皮 去穰

厚朴 姜汁塗炙已 上各等分

右件為末、每服半錢、用百沸湯點、量大

小服之

惠眼觀證、沉香飲子、大治吐瀉方、

沉香　丁香

藿香　各半文剉氐　各用乙文　肉豆蔻二ケ

檳榔　二ケ剉氐　用乙ケ

甘草　炙乙文剉　氐各乙分

右為末、每服一大錢、水一小盞、入老姜一小指大、搥碎、同煎三兩沸、去滓温服、

惠眼觀證醒脾散、治吐瀉脾困多睡、不思飲食方、

人参　木香　茯苓

陳皮去白　甘草　草豆蔻去皮

厚朴用硇砂乙錢胆水乙碗入此二味煮令乾都細切焙巴上各乙分

白朮半两

右為細末，每服一錢，以冬瓜子煎湯下。

劉氏家傳人参異功散，治小兒瀉利，止嘔逆，順氣補虛方。

人参乙錢半　白朮半两　青皮

陳皮　茯苓　甘草各乙分

荳蔻三个入呵子

右末之、每服一錢、陳米飲調下、如秋間合則入呵子、春夏下用或用紫蘇木瓜煎五七沸半盞、末半錢或加至一錢、逐日早服、如是小兒傷風、應諸般傷寒、但以此藥正卻氣候和、然後以紅綿散方見挾驚傷寒門中治之、無有不效、

劉氏家傳醒脾散、治小兒吐瀉脾困方、

人參二分　丁香貳十立　白茯苓

白朮各乙分　藿香　甘草炙各乙分

天南星乙ケ七八文重去心用縮砂仁十ケ入在天南星内面裹煨熟

麵焦黃為度去麵不用

右件同為細末每服一錢水六分生姜三片冬瓜子十四粒同煎三分溫喫不拘時候服

張氏家傳降靈丹一名來復丹治小兒非時吐瀉古方

舶上硫黃 雪白硝石 二味各乙兩並於沙石銚武銀器內用文武火慢炒鎔令作珠子無令火緊太過即不中須傾在紙上收冷收之研細末二味先成末乃炒

蓮花青皮

久年陳皮炒乾 上等無石五靈脂已上各乙兩

右為細末、白麵糊為丸、豌豆大、每服十五丸、空心食前、温米飲下、備小兒服食者、丸作麻子大、看大小加減之、二味配類陰陽均平、有天地中和之氣、可冷可熱、可緩可急、治陰陽不調、冷熱相製、榮衛差錯、上下隔寒(塞)、心腎不升、降、水火不交、養丈夫女人老幼嬰兒危證候、並可救治、但一點胃氣在服者、無不獲安、邪熱炎上煩躁者、一服定、冷熱攻注急痛者、並一服定、諸霍亂吐瀉水穀、湯藥不

任一服定、大段吐逆、唇口青色、手足厥
冷、脚轉筋者、兩服定、着熱煩躁昏塞、倒
地不省人事者、兩服省、只時下不得喫
水、若瀉痢、不問赤白冷熱、量深（深）淺與服、
或非時吐瀉、氣痞食不下者、每服三十
丸、甚者五十丸、輕者二十丸、小兒十丸
十五丸、嬰兒三丸五丸、新生牙兒一丸
兩丸、化破令服、小兒因驚成癎發歇多
日、变成虛風、或作慢驚者、五七丸併服、
兩服定、慢驚本非風、胃氣欲絶故也、若

已絶即难救亦得時暫生尔若胃氣稍左雖困死亦可救也大人亦然但一切危急不識証候並治之此藥不問神聖通靈救人之寶其色不定隨時变動慎勿輕傳

張氏家傳六神丹定吐瀉方

丁香　木香　肉豆蔻麪裹炮熱

呵子肉　史君子仁各乙分

蘆薈二分

右件為細末薄麪糊為丸如菉豆大粥

飲吞下、

張氏家傳小兒驚風、或吐或瀉、脾困不進飲食、或傷風潮熱、或喘後出汗、宜服此調中六神散方、

白术　茯苓　甘草

藿香葉　草果子各乙分　丁香二夂

右為細末、每服一錢、紫蘇米湯煎下、應氣不勻、痒瀉痢神妙、

張氏家傳治小兒吐瀉、紫霜丸方、

代赭石　陳皮去白巴豆兩半夂同炒乾巴豆不用

木香 杏仁去皮尖研各乙分
肉桂去皮不見火 丁香各半分 藿香葉二分
右為細末，粟米飯為丸，小藁豆大，每服七粒，藿香湯吞下，吐瀉炙藿香橘皮湯吞下，吐煎棗子湯吞下。

張氏家傳治嬰孩榮衛虛，脾胃弱吐瀉，異功散方。

人參 白术 甘草炙
白茯苓 白萹豆 陳皮去白各等分
右件為細末，每服半錢，陳米飲調下。

莊氏家傳木香丸，治大人小兒吐利方。

木香　白茯苓各等分

右為末，煉蜜和丸梧子大，每服二十丸，生薑米飲下，小兒量大小，化服三五丸。

莊氏家傳小兒吐瀉方。

舶上硫黃　藿香

右二味，等分為末，每服半錢，生糯米泔水調下。

莊氏家傳，羌活膏，治小兒吐瀉不止，煩渴悶亂，欲成脾風，手足微搐，但非次發熱，不能辨認証候，請於一時中併服，隨手有應，冬末春初，最宜頻服。一方，治小兒因驚發熱涎嗽，累經利動，或因傷乳食，吐瀉後氣虛弱，精神昏倦，減乳食，手足厥冷，肺息微細，漸成慢驚，用藥並同。

羌活　獨活（各去芦頭）

白茯苓（去皮切）　天麻（微炙）

青黛（研各乙分）　腦麝（各半分研）

硫黃（各乙分結砂子）　乾蝎

人參（切）　水銀

右為末，研勻，鍊蜜丸皂子大，捏作餅子，五七歲每服三餅，二三歲二餅，一歲半餅一餅、如身發熱、煎荊芥乳香湯下、手足厥冷、人參生姜湯化下、家中舊傳方、有丁香、而無龍腦青黛、今所合去三物、亦不曾入丁香、二三歲小兒、每服止一餅、不敢多與、恐大寒也、若吐甚、煎丁香湯化下亦佳、歐陽行之所傳方在前、少異、

莊氏家傳、秋深瘦虛、吐瀉無時、喫食微細、面目黃腫方、

胡黃連　丁香　馬牙硝

密陀僧　呵子五分　豆蔻二个

檳榔乙ケ　麝香少許

右為末、用蒸餅酒浸為丸、如菉豆大、每服三丸、陳米飲下、日三服、五歲五丸、止吐用楠木湯下、止瀉用菉豆湯下、

莊氏家傳、治吐瀉方、

丁香　白术等分

右末、糊為丸、粟大米、大飲下十丸至十五丸、臨時增減、

王氏手集大白术散、治脾胃氣虛、嘔吐泄瀉、外熱裏寒、手足厥逆、昏困嗜卧、面色青

白、下痢清穀、不思乳食方。

甘草炙 乾姜乙两半

附子乙个，生用，去皮，破作八片

右為細末，每服一錢，水六分盞，生姜二片，同煎至四分，去滓溫服，量小大加減服。

王氏手集，治小兒吐逆，兼吐利不止方。

丁香 藿香各乙分 木香乙分

硫黃半两，別研極細 滑石二分，研如粉

右為末，每服一錢，或半錢，米飲調下，量

大小與之、如瀉即用附子一枚重半兩着、炮去皮臍為末、再用生姜汁搗成餅子、用白麵裹之、慢火煨、麵熟去麵不用只將附子切焙、再搗羅為末、每吐兼瀉、即入附子末少許、如藥三之一、更量虛實、以米飲調下、神驗、吐如激水者亦定、吐利不止、多成慢驚、宜速療之、如已成慢驚、兼金液丹與之、

趙氏家傳治小兒吐瀉不止、溫胃消食、白朮丸方、

白术　木香　丁香

肉豆蔻　黄連 各等分

右為末、麪糊為丸如黄米大、每服十丸、米飲下、

吉氏家傳、治吐瀉、藿香散方、

藿香 一兩　丁香 一分　木香

縮砂 各半兩

右末、每服半錢、水五分、煎三分、通口服、

或續加陳皮草果甘草人參尤妙、

吉氏家傳、治吐瀉方、

草果子　甘草各乙還炮

右等分為末、每服半錢、米飲調下、

吉氏家傳、治吐瀉不進飲食、溫脾散方、

蒼朮二分細剉先以油蔥炒赤色　陳皮去白

草果子不炮去皮用　肉桂不見火各半分

桔梗　甘草各乙分　[illegible]螆少許

右末、每服半錢、棗湯調下、

吉氏家傳、治吐瀉、參苓散方、

人參　白茯苓　山藥

乾葛　麥門冬去心　黑附子炮去皮臍

桔梗　甘草炙各半两　蓮子心

木香不見火各乙分　藿香葉乙分

右為末每服一錢紫蘇米飲調下

朱氏家傳大止小兒吐瀉方

鬱金乙个掐開心入去殼巴豆乙个在內用麵裹煨熟取出候冷去麵與巴豆只用鬱金乙味為末

右以米泔汁調下一字大止小兒吐瀉

朱氏家傳又方

龍骨乙分　赤石脂　縮砂去皮各乙两

右件為末麵湯下一字或半錢大人一

錢若止吐即入丁香一分、代縮砂、

長沙醫者李剛中傳小兒夏秋吐瀉藥方、

黄連大者乙兩剉碎去須土炒令深色冷便入貎丹乙兩同黄連一處炒令貎丹焦赤色為度傾出在紙上於地冷

右二味、共為細末、薄煮麵糊為丸、如芥子大、每服二十粒、加至三十粒、用壁土生姜煎湯吞下、更量大小加以丸、數服亦不妨、須連併二服、之效、

長沙醫者丁時發傳、一捻散、治小兒滑泄腹脹、作瀉吐逆、可思食方、

陳皮　青橘皮　丁香各乙分
訶子肉　甘草炙各乙分
右為細末，米飲調下，
長沙醫者毛彬傳銀白散，治小兒胃氣不和，吐瀉不止，痰逆不進奶食，平胃引行諸藥方，
半夏乙兩湯洗七次焙乾為末姜汁製為餅子　白扁豆微炒
罌粟子　人參洗去芦剉　白朮洗剉焙
山藥　白茯苓已上各四分
右七味，同為細末，每服二錢，水八分，生

姜二片、棗子一顆、煎六分、溫服、
長沙醫者毛彬傳、桃紅散、治小兒脾胃虛弱、乘冷吐瀉不定、不問冷熱可服方、
人參去芦洗剉 藿香去梗用葉 麯紅色各二分半
右件同為紅末、每服半錢、米飲調下無時、量兒大小加減、

吐利津液少第七

聖惠治小兒渴不止方、
芦籜 萹豆藤各半兩 人參一兩去芦頭
右件藥細剉、分為六服、每服以水一小

盞，煎至五分，去滓，不計時候，量兒大小分減，稍熱服。

錢乙荳蔻散，治吐瀉煩渴腹脹，小便少方。

荳蔻　丁香各半分　舶上硫黃乙分　桂府白滑石三分

右為細末，每服一字至半錢，米飲調下無時。

張渙調胃膏方，治吐利服藥不下煩渴者，即先服

人參去芦頭　白术炮　丁香各芦兩

乾姜　甘草炙　赤茯苓各半两

右件擣羅為細末，錬蜜和丸皂皂大，每服一粒，用熱湯化下，用新水或冷水沉之極冷即服。

張渙三和散方，治吐利津液燥少。

白茯苓一两　烏梅肉炒乾　乾木瓜各半两

右件擣羅為細末，每服一錢，水一小盞，煎至五分，去滓放温，時時服之。

張渙香薷散方，霍亂煩渴，最宜服之。

藿香葉　肉豆蔻各乙两　白扁豆

人参各半两　甘草乙分炙
右件擣羅為細末、每服一錢、水八分一
盏入生○二片、煎至四分、去滓温服、
王氏手集和中散、治陰陽不和、清濁相干、
霍亂吐利、壯熱煩渴、胷膈痞悶、腹脇脹滿、
面色青白、手足厥寒、困頓多睡、全不思食
方、
乾姜　厚朴　甘草各乙两炙
右同為細末、每服一大錢、水八分盏生
姜三片、同煎至三分、去滓温服、

長沙醫者丁時發傳人参散治小兒虛熱及吐瀉煩渴不止及疹轉後可服方

人参 茯苓 桔梗

乾葛各半兩 生犀角屑 甘草炙各一分

右為末每服一錢水一中盞入燈心煎五分煩渴入新竹葉煎服大小加減與服

吐利心腹痛第八

聖惠夫小兒冷熱不調乳哺不節使陰陽清濁之氣相干而變亂於腸胃之間則成

霍亂也、而心腹痛者、是冷氣與真氣相繫、或上攻心、或下攻腹、故令痛也、

外臺、廣濟療小兒霍亂、心腹刺痛吐利方、

茯苓　桔梗　人參各六分

白朮五分　甘草炙　厚朴炙各四分

右六味切、以水二升、煮取六合、去滓溫服之、

聖惠、治小兒霍亂、心腹刺痛、嘔吐、丁香散方、

丁香　桔梗　人參

白术　厚朴（去皮剉姜汁炒各半两）

甘草（炙剉乙分）

右件藥擣粗羅為散，每服一錢，以水一小盞，煎至五分，去滓，不計時候，量兒大小，分減與温服。

聖惠治小兒霍亂，心腹痛，不欲飲食，人参散方。

人参　白术　芎藭

草荳蔻　厚朴（姜汁炒用）

當歸（剉炒）　陳皮（去白焙）

丁香　桂心各乙分

右件藥擣細羅為散，不計時候，煮姜棗米飲調下半錢，量兒大小，以意加減。

聖惠治小兒霍亂，心腹痛不止，高良姜散方。

高良姜剉　人參去芦頭　赤芍藥

甘草炙微赤剉　陳橘皮湯浸去白瓤焙乾半兩

右件藥擣粗羅為散，每服一錢，以水一小盞，煎至五分，去滓，不計時候，量兒大小分減溫服。

聖惠治小兒霍亂吐瀉不止，心腹痛，面色青黄，四肢冷，溫中散方。

白术（三分） 人參（一兩，去芦頭） 乾姜（一分，炮裂，剉）

厚朴（去皮，塗生姜汁，炙令香熟） 甘草（炙微赤，剉）

桂心（各半兩）

右件藥擣，粗羅為散，每服一錢，以水一小盞，煎至五分，去滓，不計時候，量兒大小，加減溫服。

聖惠治小兒霍亂，乳食不消，心腹滿痛，宜服此方。

訶梨勒皮半兩　木香　當歸剉炒

白术　藿香

陳皮去白焙各乙分

右件藥擣細羅為散、不計時候、以生姜湯調下半錢、看兒大小、以意加減、

聖惠、治小兒霍亂吐瀉不止、心腹痛、面無顔色、漸至困乏、白术散方、

白术　丁香

陳皮去白焙各半兩　草豆蔻去皮

當歸剉炒各分　甘草

右件藥擣細羅為散，不計時候，以粥飲調下半錢，量兒大小，加減溫服。

聖惠，治小兒霍亂吐瀉，心腹痛不定，丁香散方，

丁香　乾姜炮　甘草炙剉

桂心各半分　訶梨勒皮　人參各乙分

右件藥擣，細羅為散，不計時候，煎姜棗湯調下半錢，量兒大小，以意加減。

聖惠，治小兒霍亂吐瀉不止，腹痛，肉豆蔻散方，

肉荳蔻去殼　桂心各一分　人參去芦頭

甘草炙微赤剉各半兩

右件藥擣麤羅為散，每服一錢，以水一小盞，入生姜少許，煎至五分，去滓，不計時候，量兒大小，分減溫服。

嬰孺治小兒卒吐利腹痛及久下，當歸湯方：

當歸　人參　甘草炙

乾姜　黃耆各四分　細辛三分

右以水四升，煮取一升半，三四歲兒為

三服、小兒以意增減水藥、

嬰童寶鑑、治小兒霍亂吐利、腹中疼痛、針頭丸方、

巴豆肉（二ケ水半盞煮乾）　阿魏（雞頭大一塊）

舶上硫黃（乙塊同阿魏大）

右件研勻、以薄糊搜作餅子、如錢眼大、每服一餅子、針頭穿定燈上、燒留三分性、淡姜湯化開服、

莊氏家傳大人參丸、和脾胃、止嘔吐、治泄瀉青黃、止腹痛、多啼、進乳食方、

丁香　木香　白术各半两

藿香葉一两半　人参二两

右為細末，煉蜜丸雞頭大，每服一丸，粟米飲化下。

趙氏家傳，正氣人參膏，治小兒脾胃氣虚中寒，腹痛，泄利，嘔逆，不入乳食，夜啼多哭，睡中饒驚，吐利，蚘虫，虚煩悶亂，常服止煩渴，調脾胃，進飲食方。

人参　乾木瓜　甘草細剉，炒，各半两

陳橘紅　罌粟米炒　乾姜炮

茯苓各乙分

右為末、煉蜜和為膏、每服一皂兒大、米飲湯化下、

冷吐第九

張渙溫脾散方、散寒濕、治嘔吐、

厚朴去皮姜汁擇炒用乙兩　丁香

白术　乾姜各半兩　肉桂乙分

右件擣、羅為細末、每服一錢、煎人參湯調下、

張渙治小兒胃氣不和、乳哺重沓、及食入

不消、或呼吸風冷、即令嘔吐、若不止、最為

大病、聖石丹方、

眞陽起石　半夏洗七遍焙乾各半兩

人參去芦頭　木香　白茯苓

丁香各乙兩　礞石木炭火燒乙伏時四兩

不灰木木炭火燒一伏時四兩

巳上擣羅為細末、次用

杏仁　巴豆二件連皮於灯上燒為度各二乙ケ

阿魏研乙文

右件同為細末、用湯泡、炊餅和、丸如龍

眼大、每服一粒、水一盞、入生姜一皂子

大、同拍碎、煎五分、放溫、時時服之、煎藥

時於銀器中煎、石器亦可、

九籥衛生流星散、療小兒胃氣虛冷、痰吐

嘔逆方、

半夏十四个大者生用　胡椒四十九粒

右同為麤末、每服半錢、水一盞、入生油

七滴、煎至四分、去滓溫服、

莊氏家傳、治小兒胃虛寒、腹脹吐逆、丁香

九方、

丁香　木香　藿香

牛黄（已上各半两）　腦麝（各乙分）　膩粉（少許）

右一處為末，麵糊為丸小豆大，熱湯化一丸服之。

吉氏家傳治脾胃冷吐逆水食不下噎奶，胃冷吐食，因乳母多食酒肉淹藏毒物得之，噎奶宜與驚藥微疎下，中結丸方

禹餘粮（火煆赤，米醋碎，半两）　巴豆（麵裹，七粒）

朱砂（皂子大）　定粉（炒，三分）　麝香（少許）

右件為末，蒸餅為丸，菉豆大，每服三五

丸、遠志湯下、

長沙醫者相溥傳、肉豆蔻丸、治小兒胃冷嘔吐不止、諸藥不效者方、

肉豆蔻（麪裹煨令香熟為度去面不用半兩）　丁香（乙分）

右同為末、水煮白麪糊為丸、如芥子大、量兒大小加減、每服三五丸、濃煎藿香柿蔕湯下、便止、如大人患吐、加丸數亦如此湯使服之、如渴以所煎湯作熟水飲之、

長沙醫者丁時發傳、治小兒乳哺飲食、温

冷過度、傷於脾胃、腸腸脹滿、多吐痰涎、方、
人參　丁香　乾姜
半夏洗七遍各半兩　白朮　陳皮各一兩
右為末、麵糊和丸如麻子大、每服十粒、
溫湯下、

熱吐第十

聖惠治小兒嘔吐不止、心神煩熱、麥門冬
散方、
麥門冬去心焙　淡竹茹茹各半分　甘草炙剉
人參　茅根

陳皮去白焙各一分

右件藥擣粗羅為散、每服一錢、以水一小盞、入生姜少許、煎至五分、去滓稍熱頻服、量兒大小、以意加減、

聖惠、治小兒嘔吐、心胷煩熱、麥門冬散方、

麥門冬去心　厚朴去皮姜汁炒用

人參各半兩

右件藥擣粗羅為散、每服一錢、以水一小盞、入生姜少許、棗一枚、粟米五十粒、煎至四分、去滓放溫、○量兒大小、漸漸與

服、

聖惠治小兒嘔吐、心煩熱渴、芦根粥方、

生芦根 剉二两 粟米 乙合

右以水二大盞、煎至一盞、去滓、投米作粥、入生姜汁少許食之、

太醫局定吐救生丹、治小兒伏熱生涎、心膈煩躁壯熱、霍亂乳食不下、嘔噦惡心、或發吐逆方、

川大戟 漿水煮切焙乾為末乙十五刃 膩粉

粉霜 各研七兩半 龍腦 研二刃半 乳香 八分研

丁香爲末各五兩　水銀　鉛与水銀同結砂子

黃蠟各十二兩半

右合研令勻，每鎔蠟一兩，入容二錢半，和爲丸，如黃米大，每一歲兒服一丸，如煩躁，研生脂麻馬齒水下，如吐逆，煎丁香馬齒湯下，更量虛實加減，食後臨臥服之，此藥除熱化涎，下膈止吐逆。芳胃虛傷冷，嘔吐不止者，不可服。凡小兒吐逆，宜速療之，久不止，遂爲慢驚，常宜收此藥備急。

芳疑若

錢乙辰砂丸、治驚風涎盛潮作、及胃熱吐

逆不止方、

辰砂（別研）　水銀砂子（各乙分研）

牛黃　腦麝（各別半夂）　生犀末

天麻　白殭蠶（酒炒）　蟬殼（去土）

乾蝎（去毒炒）　麻黃（去節邪焙）

天南星（湯浸七次切焙乾秤各乙分）

右同為末、再研勻、熟蜜丸菉豆大、朱砂

為衣、每服一二丸、或五七丸、食後服之、

煎薄荷湯送下、

張渙丁香益胃湯方、治胃虛挾熱、嘔吐不止、

丁香　人參（去芦頭　各一兩）　訶梨勒皮（乙分）

官桂　大黃（炮黑黃　各半兩）

右件擣、羅為細末、每服一錢、水一小盞、入生姜二片、煎至五服、去滓温服、

張渙保命膏方、治吐逆不定、服熱藥過多、不能差者、

山大戟　丁香　大黃（炮）

不灰木（燒紅　放冷）　甘遂（各乙分）

已上、先為細末，次入

朱砂　水磨雄黄（並細研水飛、各半兩、）

粉霜　水銀（用鐵粘砂子各一分）

巴豆（去皮心膜不出油細研十个）

右件都研勻，用黄蠟四兩，銀石器中鎔攙成膏，旋旋取和丸如黍米大，每服米周晬一粒，二三歲兩粒，四五歲三粒，六七歲五粒，十歲以上七粒，新汲水下。

孔氏家傳凡小兒胃熱吐，清胃散方。

右用生姜薄切，以生麵拌灑極乾，略焙

為末，用紫蘇湯調下，

挾驚吐第十一

張渙三香丹方，治挾驚嘔吐不止，

藿香葉　丁香各乙兩

半夏湯洗七遍焙乾半兩

已上擣羅為末，次入

膩粉　龍腦　麝香當門子各乙分

右件同拌勻，生薑取汁，打白麵為糊，和丸黍米大，每服十粒，人參薄荷湯下，量兒大小加減，

譚氏殊聖方、

小兒驚膈吐還頻、晝夜連連不暫停、
淥水槐黃洴定汁、和蟲乳食一時噴、
丁香研共生犀服、五膽牛黃立有勳、
若有得逢如此藥、直饒命困却還魂、

歸命丹

丁香　藿香各乙分　生犀末
牛黃各半分　猪鯽狗蝟熊膽魚膽等分或多些无妨共秤半兩、
右為末、丸如菉豆大、量兒大小、一歲以

下煎苦楝湯、研下二丸、

譚氏殊聖、治小兒驚食、胃管不快、吐逆乳食、或心胷發熱、定吐丸方、

丁香 二十乙枚為末 蝎稍 四十九条

半夏 三ケ洗焙乾為末

右件研勻、煮棗肉丸如小黍米大、每服七丸至十丸、金銀煎湯吞下、如傷暑霍亂吐瀉、煎香沛散送下、神效、

良方、治久患飜胃、吸小兒驚吐諸吐並醫、

田季散、

上好硫黄細研半两

水銀与硫黄再研无星乙分

右同研如黑煤色，每服三錢，生姜四两取汁，酒一盏，同姜汁煎熟，調藥空心服。衣被盖覆，當自足指間汗出，迤邐遍身，汗徹即差。常有人患反胃，食輒吐出，午後即發，經三年不差。國醫如孫兆輩，皆治療百端無驗，消羸殆盡，枯黑骨立。有守藏卒季吉者見之，曰：此易治也，一服可差。始都不信之，一日試令合藥，與少錢市藥、次日持藥至、止一服、如法服之、汗出皆如膠、醒識不可近、當日更不復吐、遂又楚人田醫、善治小兒諸吐、亦用此藥、量兒長少、服一錢至一字、冷水調下、吐立定、此散極浮難調、須先滴少水、以指緩緩研殺、稍稍增湯、使令調和、若添入湯酒、即藥浮泛不可服、

王氏手集腦麝丸、治熱化涎、鎮心神、治驚悸吐逆方、

半夏 末製者　乳香　犀角 末各乙夂

右件同為末、用生姜自然汁、煮麵糊為丸如菉豆大、每服七粒至十粒、薄荷水夜臥服、

毒氣吐第十二

巢氏病源小兒服湯中毒毒氣吐下候、春夏以湯下小兒、其腸胃脆嫩、不勝藥勢、遂吐下不止、藥氣熏藏腑、乃煩悗須之者、謂此為中毒毒氣吐下也、

千金治毒氣吐不、腹脹逆害乳哺、藿香湯方、

巢源悗作懊、

藿香一兩　生姜三兩　青竹茹
甘草炙各半兩
右四味㕮咀，以水二升，煮取八合，每服一合，日三，有熱加升麻半兩。

王氏手集：消妳毒，令兒喫妳無毒方。

升麻剉半兩　大麻子搥破乙合

右二味酒浸，每日早晨与妳干一盞，喫了要乳時，須先捏去些小，方与兒喫，并兒有妳毒亦解。

幼幼新書卷第二十七

幼幼新書

二十八

幼幼新書卷第二十八 泄瀉羸膧十五門

䙬瀉第十 亦名䙬痢
痢久不止第十一 瀉痢同
利渴不止第十二 瀉痢同
下利腹痛第十三 瀉痢同
下利羸瘦第十四 瀉痢同
下利浮腫第十五 瀉痢同

一切泄瀉第一

養生必用論下利謂古人凡奏圊圊圊也瀉者皆謂之利尋常水瀉謂之利米穀不化謂之米穀利或言下利清穀清冷也痢謂之

痢有四種云、又見千金卷十五下、

滞下、言所下濡滞、膿血黏滴坐圊遲、豈不謂之滞下也、又痢有四種、寒熱疳蠱是也、白多為寒、赤多為熱、兼以後重赤白相雜為疳、至蠱則純下血、隨證用藥、不若今人之妄也、

茅先生論、霍亂吐瀉、積瀉、驚瀉、疳瀉、渴瀉、傷瀉、冷瀉、熱瀉、諸般瀉形狀各別、下藥殊等、如調一瀉患見變眼微視、口内生瘡、鼻口乾燥、瀉久不止、并下黑血、顖門腫陷、不能進食、大渴不止、死候不治、兼看三關脉、微微青黑腫起亦死、

錢乙論篤病訣安云、黃承務子二歲、病瀉、

衆醫止之、十餘日、其證便青白、乳物不消身涼、加哽氣昏睡、醫謂病困篤、錢氏先以益脾散三服、（方見胃氣不和門中）補肺散三服、（方見喘欬上氣門中）三日身溫而不哽氣、後以白餅子微下之、（方見吐利門中）與益脾散二服利止、何以然、利本脾虛傷食、初不與大下、揞置十日、上實下虛、脾氣弱引肺亦虛、補脾肺病退即身溫不哽氣是也、有所傷食仍下之也、何不先下後補、曰、便青為下藏冷、先下必大虛、先實脾肺、下之則不虛而後更補之也、

錢乙附方、驚風或泄瀉等諸病、煩渴者、皆津液內耗也、不問陰陽、宜煎錢氏白朮散、使滿意取足、飲之彌多彌好、方見胃氣不和門中

嬰童寶鑑洞泄死候、大瀉不止、體熱多困、眼緩溏泄、顋陷不動、

嬰童寶鑑小兒交妳、爲乳母有孕、氣血不榮、其乳飲子則其候髮立腹急、時瀉、胷背皆熱、夜啼肌瘦、一如積聚之疾也、

嬰童寶鑑小兒水癖者、因飲水時被驚、或啼未住、而飲水也、

茅先生小兒諸瀉死候歌、

大瀉應難止、渾身熱困多、

焌睛溏泄滑、顖陷見奔波、

千金治小兒下痢腹大且堅方、

右以故衣帶多垢者、切一升、水三升、煮取一升、分三服、

千金又方、

右腹上摩衣中白魚、亦治陰腫、

千金治少小泄注、四物粱米湯方、

粱米　稻米　黍米各三升

蠟如彈圓大

右四味、以水五升、東向竈煮粱米三沸、去滓、後以汁煮稻米三沸、去滓、後以汁煮黍米三沸、去滓、以蠟内汁中和之、蠟消、取以飲之、數試有効、

古今録驗、治冷熱不調、或下帶水、或赤白青黄者方、

右用酸石榴子五枚、合殼舂、絞取二升汁、每服五合、至二升、盡即斷、小兒以意服之、二三合、

太醫局香連圓、治小兒冷熱不調、泄瀉煩渴、米穀不化、腹痛腸鳴、或下痢膿血、裏急後重、夜起頻併、不思乳食、肌肉消瘦、漸變成痢方、

龍骨　黃連去須微炒　白石脂

白礬燒令汁盡　乾薑炮各半兩

右件藥擣、羅為末、醋煮麵糊和、圓如麻子大、每一歲兒服十圓、米飲下、乳食前服、如煩渴、煎人參湯下、更量兒大小、以意加減、日三四服、聖惠龍骨圓方同、仍

案此即三因戊巳圓

治洞泄、

譚氏殊聖、治小兒瀉痢方

右用地榆略炒為細末、每服一錢匕、陳米飲調下、

養生必用、治大人小兒老人虛人、不以冷熱泄瀉神方、

黃連（去須剉如豆若是所例大即以新布裹石上盤之根須自別）

白芍藥（剉如豆）吳茱萸（各三兩）

右三味、鐺盆內、慢火炒至赤色、取下放冷、杵羅為細末、每服三錢匕、水一盞半、

煎至八九分、去滓、取六分清汁、空腹食前温服、日三四服、小兒量與、若是不喜藥人、大段嫌苦、即以水浸蒸餅、圓如桐子大、更圓一等、如菉豆黄米大、小兒並十五圓至二十圓、温米飲下、若作散、只以沸湯或温米飲調下、並可服病泄痢之人、若不禁生冷魚肉肥膩、與不服藥同、

養生必用、治老人及諸虚人、下痢滑泄、百方治之不效方、

案此即桃花丸

赤石脂（真者別研）乾薑（末研勻各乙兩）

右以麵爲糊和、圓如桐子大、每服二十

圓、空腹溫米飲下、未知加至三五十圓、

小兒小圓與服、赤石脂河東陝西有真

者今齊州所出乃桃花石、不入斷下藥、

案此即香連丸

茅先生小兒瀉痢、三聖圓方、

黃連　木香（各細切）　茱萸（各乙錢）

右用銅銚、先放黃連炒令吧變、便下茱

萸、同炒煙起、便放木香三味、同炒一時

間、取出放冷、入礬灰一錢、都爲末、用醋

麵糊為圓○此大，每服十圓十五圓，用葱飯飲吞下。

茅先生小兒瀉痢香連圓方。

木香　黃連用茱萸半兩同於銚內炒令煙起取出去茱萸

肉荳蔻　呵子炮去核各半兩

阿膠麵炒　朱砂各乙錢

右件為末，飯飲為圓○此大，每服十圓十四圓，用飯飲吞下，兒小碎之。

茅先生小兒一切瀉痢乳香散方。

乳香二錢用荷葉於炭火上炙令半鎔放地挑蓋別爛研

肉荳蔻　白薑　甘草炙
草果子已上各乙分
右四味細剉，用醋麵作包裹於熱灰內煨令赤色，取出為度，去麵為末，入乳香末拌和，每服半錢一錢，用陳米飲調下。

荊先生小兒一切瀉痢香連散方

木香濕紙裹炮　甘草炙　橡斗子去麄皮
五味子去心內壁　蓮房細絲　呵子炮去核
右六味，各等分為末，每服一字半錢，用

陳米飲煎飲調下

嬰孺治小兒不調適水利枳殼湯方

枳殼四分炙　人參　黄芩各八分

櫸皮　茯苓各十分

右切以水四升煮一升二合二歲兒爲四服以次量之

嬰孺治小兒及老人一切利及成泔者方

白龍骨　白石脂各五分　雞糞礬炒

黄連　胡粉炒　茯苓

阿膠炙各四分

右為末、蜜為圓桐子大、米飲下十五圓、日進二服、加至二十圓、差、小兒以意加減、

嬰孺治小兒注下三四日、增減水藥皇子湯方、

龍骨　牡蠣煅赤、各乙兩　人參

乾薑　甘草炙　赤石脂各三分

細辛　附子炮、各二分　黃連五分

右以水四升、煮一升半、為三服、日進三服、兒小量之、

嬰孺治小兒泄痢黃連圓方

黃連　茯苓　黃芩

赤石脂各四分　枳殼炒乙分　人參五分

甘草炙二分

右為末，蜜圓，一二百日兒麻子大五圓，沾乳上送，一二歲兒，小豆大十圓，次量加之，飲下。

張渙訶子湯方，治泄利。

訶梨勒皮　人參去蘆頭　木香

白茯苓各乙兩　陳橘皮湯浸去白　甘草炙各半兩

右件擣羅為細末，每服一錢，水八分一盞，入生薑二片，煎至五分，去滓温服。

張渙治小兒脾胃虚弱，不能飲食，已漸傷損榮衛，致令肌體羸瘦，時時下利，面色青白，丁香黄耆散方：

綿黄耆剉　丁香　當歸洗焙乾

白术　鱉甲塗醋炙黄去裙襴

人參去蘆頭各一两　胡黄連　甘草炙各半两

右件擣羅為細末，每服一錢，水一盞，入生薑二片，棗二枚，同煎至五分，去滓温

服食前

張渙遺方人參散治小兒胃氣虛弱泄瀉不止

人參　白茯苓　甘草炙

枇杷葉各半兩　丁香乙分　肉荳蔻二箇

藿香　厚朴薑汁製各乙兩　青皮

當歸洗　乾薑炮各乙分

右為細末每服半錢水半盞生薑一片煎至三分溫服

嬰童寶鑑治小兒瀉日霞丹方

白堊　砒霜　黄丹各末

麝香各乙錢

右件和匀，糯米飲為圓，如芥子大，圓第一圓時，取一口氣，於藥上向下不用，一歲一圓，米飲下。

惠眼觀證，斗門散，治瀉方。

橡斗子　訶子用肉各六箇並三生三炮

甘草六寸半生半熟

右為細末，每服一錢，陳米飲調下。

惠眼觀證，溪螺散，治瀉方。

缸底下溪螺四十九箇、先以水慢出泥、乾葛粉半两

右将葛粉、掺在螺上、盛在碗内、却盖子盖之一宿、来早取螺上粉曬乾、使、每服一歲以退猪湯調下、

寶童方、治瀉痢、香薑散、

黄連去須 生薑各半两

右細切、同黄連共炒為末、每服一錢、陳米飲下、

張氏家傳、調理小孩兒瀉痢、肉荳蔻散方、

肉荳蔻 大呵子肉 青皮

附子炮去皮　厚朴薑製通炒熟各半兩

右件焙乾為末，每服大小加減，粥飲調下，空心服。

張氏家傳，小兒冷熱不調，作泄瀉，腹痛作痢，香連圓方。

木香　黃連去毛　呵子

阿膠炒焦

右等分細末，飯為圓如麻子大，每服二三十粒，陳米飲吞下，空心服，忌生冷油膩麪。

張氏家傳橘皮膏治小兒瀉痢和氣方

丁香乙分　陳皮去白　枳殼麩炒去瓤

甘草炮　呵子炮去瓤各半兩

右為細末，煉蜜為膏，每服一皂皂大，煎生薑湯化下。

莊氏家傳治小兒風冷入腸胃腹痛泄瀉虛風胃風氣湯方

人參去蘆　官桂去皮　白朮

川芎　天麻肥白者

大附子炮裂去臍皮各等分

右為麤末、每服二錢、水一盞、入粟米煎

七分、去滓溫服、

莊氏家傳、治小兒瀉方、

百草霜　屋梁塵各二錢　硇砂半字

右細研、用蠟為圓、如菉豆大、溫水吞下

三圓、

莊氏家傳、治瀉方、

川烏頭乙箇半兩以火炮去皮

黃丹二錢火煆取焦為度

右件藥為末、麵糊圓如青豆大、每服小

兒三圓，大人五圓，如瀉用井華水吞下，赤痢甘草湯下，白痢乾薑湯下，神驗。

莊氏家傳乾瀉散，治小兒脾癖方。

黑三稜（去皮） 神麴（炒） 鱉甲（生用）

蓬莪茂 陳橘皮

蝸牛殼（自乾死者，於墻壁上尋）

右等分，為細末，每服半錢，熟米飲調下，不拘時候。

孔氏家傳，治小兒久新瀉痢，不問冷熱，分利水道茯苓圓方。

白茯苓五分　黃連乙兩　阿膠炒三分

右為末、以燒粟飯和、圓如菉豆大、粟米飲下二十圓、

孔氏家傳、桒婆散、治小兒痱熱冷瀉腹肚虛脹、皮肉消瘦、唯存骸骨、瀉痢不止方、

宣連去須　白茯苓　眞阿膠炙

人參　黃蘗蜜炙令赤　丁香已上各乙分

訶梨勒皮煨去核二枚　桃白皮叁分

沒石子乙枚緊實者

右並為細散、每服一二字、白米泔調下、

不拘時候、與良方不同、

王氏手集、妙應散、治腸虛受風、身體壯熱、洞泄下痢、穀食不化、冷熱相搏、腹痛下利五色、脫肛後重、煩渴羸瘦、全不思食方、

黑附子炮　甘草燒黑　黃連各三分

白石脂　白朮　陳皮

乾薑各半兩　赤石脂　龍骨各乙兩

木賊燒灰　刺芥燒灰、各三兩、

右為細末、每服一錢、兒小一字半錢、米飲調下、

王氏手集、木香治中圓、勻冷熱、止泄瀉、利胷膈、消脹滿、除腹痛、止嘔逆、散痞氣、進乳食方、

甘松　蓬莪茂　甘草

青皮各乙兩

右件為細末、錬蜜為圓、入檀香一兩、名香橘圓、如菉豆大、每服隨小大、五七圓至十圓、食前溫生薑湯下、

王氏手集、白朮散、和中益胃、散風濕、治腸鳴泄瀉、米穀不化、利下青白、腹痛嘔逆、脇

肋脹滿，氣痞不散，體熱多睡，全不思食方，

芍藥　當歸　官桂

人參　白朮　茯苓各半兩

粟米炒，乙兩

右為麤末，每服一大錢，水六分盞，煎至三分，去滓溫服，

案張渙名粟煎湯，見于后，此即局方胃風湯去川芎方，

王氏手集溫胃固腸圓方，

肉荳蔻　縮砂仁　丁香

龍骨　呵子皮炙　赤石脂

右各等分，白麪糊為圓，如菉豆大，每服

一二十圓，飲下，量兒大小。

王氏手集，治小兒藏冷，滑泄不止，腸鳴腹痛，比聖圓方，

青州棗 二十五箇，去核，黃丹二錢，匀分在棗內，內燒，煙絕用，

訶子皮

草豆蔻仁 麵裹燒，麵熟為度，去麵，各半兩，

肉豆蔻 一箇

木香 一分

右為末，醋煮麵糊為圓，如小黃米大，每服二十圓，米飲下。

王氏手集，豆蔻調中湯，治藏腑不調方

白礬

縮沙仁

五倍子 各一錢

黑附子半兩去皮臍

右為細末，用墨水麪糊圓如菉豆大。每服十五圓，兒小五七圓，食前米飲下。

趙氏家傳治瀉痢二色圓方

黑圓子

巴豆七粒和皮

杏仁二七粒和皮二物燒存性同研勻細燈上溶蠟為膏

紅圓子

巴豆七粒去心膜研出油

朱砂乙錢研二物同研勻燈上溶蠟為膏

右二色圓，各令蠟與藥等分，用旋圓如菉豆大，每服紅黑各一圓，瀉新水下，赤痢甘草湯，白痢乾薑湯，赤白痢則合之。

吉氏家傳治一切瀉痢方。

厚朴（用蜜炙）　白芷

右等分為末，每服二錢，蜜湯下，酒亦得。更量大小。

吉氏家傳補小兒虛瀉，調中散方。

人參（乙兩）　白朮（半兩）　犀角（屑）

桂　藿香　甘草（炙，各乙分）

右末，每服半錢，棗湯調下，

吉氏家傳治秋泄瀉，玉柱圓方，

烏頭乙箇　舶上茴香乙兩微炒

肉荳蔻乙箇炮

右件為末，軟飯圓如○此大，水瀉井水下，痢瀉米飲下，鶩瀉木香湯下，大腸冷滑乾薑湯下，五圓，速要差加二圓，

吉氏家傳，銀白散，治小兒脾胃氣弱，泄瀉不思飲食方，

人參　茯苓　甘草炙

藿香葉　白藊豆炒微生　白术麸炒

右等分為末，每服半錢至一錢，紫蘇飯

飲下。

朱氏家傳治脾胃不和瀉痢，木香散方

木香　白术各乙分　藿香葉

益智各半兩　肉荳蔻三箇麸裹煨熟

右為末，每服半錢，或一字，量兒大小，用

木瓜蘇紫湯下。

長沙醫者相濶傳桑葉散，治小兒泄瀉虛

滑，頻数不止方。

人参　白茯苓　藿香葉
乾葛 已上各等分焙
右為末，每服半錢，濃煎桑葉湯調下，若大人患瀉，加至一大錢，亦用桑葉煎湯調下，至甚者不過三服。
長沙醫者丁時發傳，姜（薑）黃散，治小兒泄瀉，可思食方。
陳皮 乙兩　訶梨勒皮　甘草 炙
青橘皮 去白各半兩
右為細末，每服半錢，米飲調下，或煎亦

得、

長沙醫者丁時發傳、開胃圓、治小兒乳食不消、冷熱不調、泄瀉頻併、進飲食、止吐逆方、

木香　白术　人參

當歸各乙分　白荳蔻乙錢半

右為細末、麪糊為圓如粟米大、麝香溫米飲下、十圓至二十圓、

長沙醫者丁時發傳、治大人小兒、久瀉赤白痢、及水瀉滾瀉、人參散方、

人参　五花葉（去毛炙）　白术
呵子　枳殼（炒去瓤）　肉荳蔻
橡斗子（燒存性各等分）
右件為細末，每服半錢，用清米飲冷調
下。
長沙醫者鄭愈傳，治小兒瀉，桃紅散方
白礬（乙兩枯過）　赤石脂（二兩）　生硫黃（乙錢）
右件三味為末，每服小兒五歲以下一
錢，冷米飲湯調下，五歲以上一錢半，大
人三錢。

長沙醫者鄭愈傳治瀉、囬腸散方、

呵子 炮　紫蘇 葉　青皮 去白

肉桂 不見火各半兩　神麴　麥蘖 各乙分半

甘草　陳皮　丁香 不見火各乙分

草荳蔲 乙箇生

右為末、每服半錢、米、飲下、

長沙醫者鄭愈傳、治小兒脾胃虛弱、藏腑

滑泄、建脾圓方、

乾薑　良薑　桂

附子 各等分

右件為末、麵糊為圓黄米大、每服十圓、米飲下、大人每服二十圓、

長沙醫者鄭愈傳治大人小兒瀉痢方、

黄蘗乙兩　膽礬半兩為末　生薑乙兩取汁

右二味、搽在黄蘗上、火炙紫色、錬蜜為圓如梧桐子大、煎艾醋湯呑下五圓、小兒吐瀉米飲下五七圓、

長沙醫者鄭愈傳荳蔻散、止大人小兒瀉方、

右用肉荳蔻一箇去心、硫黄一塊、入在內

肉荳蔻內、去心處、却將荳蔻心末、面上
蓋硫黃、再用麵餅子裹上面、更用濕紙、
慢火內燒熟為末、每服半錢、米飲湯調
下、不計時候、

長沙醫者鄭愈傳治大人小兒、濕毒冷熱
不調泄瀉乳食不化、荳蔻散方、

肉荳蔻三箇　草果子五箇　艾葉五錢
藿香葉三錢

右件為細末、每服一錢、米飲調下、

積瀉第二 夾實瀉并積痢附

茅先生小兒有積瀉候、面帶青黃、眼微黃、上渴肚膨嘔逆、遍身潮熱、通下臭穢、此候多因食物過度、傷着脾胃、所治者、先用青金丹與、取下積、方見積聚門中後用勻氣散、方見胃氣不和門中醒脾散、另一方一方見胃氣不和門中一方見慢脾風門中香連圓、方見一切泄瀉門中相夾調理、即愈、

小兒形證論四十八候、冷瀉有積歌

積傷冷瀉有多般、方脈唯須子細看、
四體平和無有熱、瀉終不定爲脾間、
求醫最好休言止、止住之時怕轉難、

取積為先方順氣，調和迤邐却求安、

此病冷食在脾、渾身溫和無事、若只瀉

時用皂角膏、取調胃散補之、二方並見積熱門中

茅先生小兒痢積、編銀圓方、

輕粉秤　粉霜　晝粉

白丁香已上各弍錢

右件一時研、滴雞子清為圓餅子○此

大、一歲一餅、二歲一餅半、三歲二餅以

上、隨大小加用、仍先用灰火炮、令餅子

黃赤色、飯飲灌下、半夜服之、

嬰孺治小兒發熱，腹內不調，時下利，不消化，顏色漸漸黃方。

厚朴炙　黃連各三分　人參

龍骨各四分

右切，以水一升八合，煮一升二合，分溫漸漸至夜服盡，乳母忌油膩果子生冷。

嬰孺治八歲以上，熱結痰實，不能食，自下方。

大黃十三分　柴胡九分　升麻

黃芩各十分　枳實六分　竹葉切一升半

芍藥　梔子仁各八分　細辛弍分

知母十二分　生薑三分

右以水六升，煑一升八合，為四服，十歲兒為三服，十四五加柴胡二分，枳實一分，黃芩一分，芍藥二分，梔子仁二分，除細辛，加杏仁八分，亦為三服，取二升。

嬰孺治百日兒結實痰多自下，大黃湯方。

大黃四分　升麻二分　芍藥三分

竹葉切五合　甘草一分　細辛半分

杏仁二十箇麩炒去皮尖

右切，以水二升，煮六合，為三服，如兒未百日，用藥量多少。

嬰孺，治百餘日兒，結實加壯熱挾實自下湯方。

枳殼　白鮮皮各二分　大黃五分

知母　子芩各四分　甘草一分半

竹葉切五合　梔子仁　芍藥

寒水石　升麻　柴胡各三分

右以水二升七合，煮取六合半，為三服。

嬰孺，治四五歲兒痰結實自下，竹葉湯方。

竹葉切一升　大黄十三分　柴胡
梔子仁　芍藥各七分　升麻
黄芩　知母各八分　細辛乙分半
枳殼五分　杏仁六分去皮炒
右以水五升，煮取一升半，四歲為四服，
五六歲為三服，八九歲量加之，
嬰孺治八九歲至十歲兒，疾熱結實，不能
食，自下湯方，
大黄　柴胡各十二分　升麻
黄芩　細辛各十分　枳殼六分

竹葉（切一升）　芍藥　梔子仁
杏仁（去皮尖，各八分）　知母（三分）

右水六升，煮一升八合，為四服，十歲為三服。

嬰孺治小兒十二三十四五，結熱疾多，壯熱食進少，結實者自下，大黃散方。

大黃（十二分）　柴胡　枳殼
升麻　芍藥　梔子仁（各十分）
竹葉（一升）　生薑（三分）　知母
杏仁（去皮尖，各八分）

右以水六升、煮取二升、為四服、十四五為三服、兒小量之、

嬰孺、治小兒結實壯熱頭痛、自下、大黃湯方、

大黃　柴胡　甘草炙

生薑各十二分　升麻　知母

黃芩各七分　大青五錢　石膏十分

芍藥　枳實炙各六分

右以水四升七合、煮取一升三合、為四服、量大小與之服、

嬰孺治小兒實不盡下，或黃或青方
大黃三分 細辛二分半 甘草乙分
黃芩乙分半
右以水二升，煮七合半，為二服。

古氏家傳治積痢當歸散方
當歸 龍骨 甘草炙
石榴皮 黃蘗皮各乙錢 呵子二箇炮去枝
右為細末，每服半錢，陳米飲下。

古氏家傳治積痢芍藥散方
芍藥 枳殼去白炒 甘草

地榆洗各乙錢　黄蘗半两去麄皮　川烏頭乙箇炮

右焙乾為末、每服半錢、用白梅湯下、

吉氏家傳治風積傷積、累用藥取不下者、腹脹瀉痢頻併、及諸積乳香圓方、

乳香　没藥　芥菜子四十九粒

硇砂各一塊如皂皂子大

巴豆一粒生

右用大棗一枚、濕紙裹重封、灰火煨熟、取出去紙與棗子、支乳鉢内、研為膏若不通圓入少許飛羅麵、圓如菉豆大、每

服七圓，周歲三圓，三歲以上五圓，五更淡薑湯下，取下元物。

驚瀉第三

茅先生：小兒有中驚瀉候，面青色，眼微青，身微熱，下瀉青紅水，或如草汁，此候本因先有驚積在後，喫冷物衝發致此，所治者先用活脾散，有二方：一方見胃氣不和門，一方見慢脾風門中。鎮心圓，方見一切驚門。夾乳香散，方見一切泄瀉門中。匀氣散，方見胃氣不和門中。與調理，即愈。

石壁經三十六種內驚瀉候歌

瀉出還如藍靛青、目光緊急黑添睛、
只看眼巴胞青脉、鳳髓經、此一句云、只看眉中青色生、
便是驚傷冷瀉因、

先因冷傷藏腑、次又被驚、致使目睛青色、光轉甚眼白、亦青色、目睛與白睛高其（甚）脣口亦青、精神不足、勿怕當光温脾氣、次去其驚、亦分水穀、

鳳髓經此候歌括一同、仍注云、宜與四色圓、方見本門吉氏家傳方同

譚氏殊聖方、

小兒痺痢有多般，青色相和膿血班。
晝夜頻頻饒搐搦，朝朝虛汗不曾乾。
訶梨龍骨烏魚骨，定粉黄丹燒作丹。
等分細羅都杵末，飲中調下便身安。

鈆黄散

定粉　黄丹（同研，以火三斤燒過，赤冷取出，別細研）

訶子（用肉）　龍骨（燒赤）　烏賊魚骨（等分）

右五味為末，再研令細，每服半錢，米飲調下。若或三歲以上加半錢。忌五辛毒魚肉等物。此藥善治小兒諸般瀉痢下

部脘肛、不喫乳食甚、宜服之、

三十六種、治驚瀉、大餅子方、

大附子破作兩片、熟炮去皮尖、　韶粉乙塊附子大

藿香五錢　丁香五十粒

右件為末、滴水為餅子、如碁子大、每服一餅、飯飲化下、

吉氏家傳、四色圓、治小兒驚瀉青糞方、

硫黃　赤石脂　板青各乙錢

右研勻、水煮麵糊為圓、如此大、每服五圓至七圓、陳米飲下、

傷瀉第四

茅先生：小兒有中傷瀉候，肚膨脹硬，身微熱，微微地嘔。此候本因父母愛惜兒子，將黏滑物與喫，見食得美後，一向過剩將與兒子喫，奈兒子瘦，食噎着五藏，停在胃膈不消化，蓄然間瀉下。所治者，先用醒脾散有二方，一方見胃氣不和門，一方見慢脾風門中。匀氣散與調二日，方見胃氣不和門中。見瀉漸疎，使下青金丹與通下元食所傷，方見積聚門中。後再下匀氣散、建脾散與服，方見胃氣不和門中。即愈。

葛氏肘後、小兒病食不消、腹滿下痢、雞子湯方、

右用亂髮如雞子一枚、梳去垢、㕮咀之、雞子七枚去白、以黃并髮内雞子汁熱、數按之令汁出、取服、大小無毒、

千金治少小下痢、苦熱、不食傷飽不乳、大黃湯方、

大黃　甘草炙　麥門冬各一兩

右三味、㕮咀、以水二升、煮取一升、二三歲兒分三四服、

千金生金牛黃湯，主小兒積下不止而發癇方。

生金（三銖，一方用六銖，無生金用熟金亦得，法應作屑末，亦用成器者）

牛黃（三銖） 細辛（半分） 麻黃（二分，去根節）

乾薑（炮） 人參 黃連

甘草（炙，各一分）

右八味㕮咀，以水一升六合，煮取八合，去滓，臨臥研牛黃以煮湯中，兒有熱者，用生薑以代乾薑，今世乏生金，但用成器金亦善，二三兩皆得用也。

大醫局開胃圓、治小兒腑藏怯弱、内受風冷、腹脇脹滿、腸鳴泄利、或青或白、乳食不化、又治藏冷夜啼、胎寒腹痛方、

木香　蓬莪茂　白术

人參去蘆頭　當歸剉微炒已上各半兩

麝香細研　白芍藥各乙分

右件擣羅為末、都研令勻、湯浸炊餅和圓如黍米大、每服十五圓、溫米飲下、新生兒腹痛夜啼、可服五圓、並乳食前服、

冷瀉第五

茅先生小兒有中冷瀉候、腹中虛鳴、身微冷、腹肚脹滿、此候因冷食所傷、至此所治者、先用乳香散、方見一切泄瀉門中調中飲與喫即愈、方見胃氣不和門中

嬰童寶鑑小兒冷瀉、為脾胃虛冷、不消五穀糞不結實、腹脹而瀉、瀉而氣酸、乃有積也、

顱顖經治孩子水瀉痢、并脾冷、食乳不消、喫妳頻吐、溫脾散方、

附子　乾薑　甘草各半兩炮

白术（乙两）

右為末，空心米飲調半錢，忌鮮魚毒物。

千金治少小泄清痢，藜蘆圓方。

藜蘆（二分）　黃連（三分）

附子（一分炮裂去皮臍）

右三味末之，蜜圓如麻子大，以粥飲服二圓，立驗。

千金澤漆茱萸湯，治小兒夏月暴寒，寒入胃則暴下如水，四肢被寒所折，則壯熱，經日熱不除，經月許日，變通身虛滿腹痛，其

脉微細、服此湯一劑後得漸安、神方、

澤漆　海藻　青木香各二分

吴茱萸　茯苓　白术炮

桔梗　芍藥　當歸各三分

大黄乙分

右十味、㕮咀、以水四升、煮取一升半、二百日至一歲兒、一服二合半、一歲以上至二歲、一服四合、

千金温中湯治小兒夏月積冷、洗浴過度、及乳母亦將冷洗浴、以冷乳飲兒壯熱、忽

値暴兩涼加之、兒下如水、胃虛弱則面青
肉冷脹陷軟嘔者、宜先與此調其胃氣、下
即止方、
乾姜薑炮 厚朴姜製各乙分 甘草炙
當歸 桂心各三分 茯苓
人參 白朮炮 桔梗各二分
右九味㕮咀、以水二升、煮取九合、六十
日至百日兒服二合半、餘皆隨兒大小
子母秘錄、治小兒水瀉、形羸不勝大湯藥
方、

右用白石脂半兩研如粉、和白粥、空肚

與食、

譚氏治小兒水瀉、椒紅圓、及人年五十以

上患瀉者方、

右用椒二兩、醋二升、煮醋盡、慢火焙乾、

爲末、甆器貯之、每服二錢匕、酒或米飲

下之、

嬰孺治小兒冷下大良方、自五歲至百日

以上一二歲兒、以意增減水藥、

人參　甘草炙　乾薑

厚朴炙　半夏洗　赤石脂各四兩
黃連　龍骨各六分　棗十五箇
右切，以水五升，煮取一升半，為五服，一日盡。

錢乙溫中圓，治小兒胃寒瀉白，腹痛腸鳴，吐酸水，不思食，及霍亂吐瀉方。
人參切去頂焙　甘草剉炒　白朮各為末乙兩
右薑汁麪糊圓，菉豆大，米飲下一二十圓，無時。

張渙川椒丹方，小兒夏傷濕冷，入於腸胃，

泄瀉不止方、

川椒 乙兩去閉目雙者并黑子揀淨慢火炒香熟為度

肉荳蔻 半兩

右件擣羅為細末、粳米飯和、圓如黍米大、每服十粒、米飲下、量兒大小加減、

張渙助胃丹、方治泄注不止、手足逆冷、

附子 一枚重半兩炮裂去皮臍　舶上硫黃

乾姜薑 炮　肉荳蔻　肉桂

白朮 炮各半兩

右件擣羅為細末、白麵煮糊和圓如黍

米大每服十粒米飲下食前

張渙粟煎湯方治腸胃受風冷泄注不止身體壯熱

白术炮　當歸洗焙乾　川芎

人參去蘆頭　肉桂　芍藥各乙兩

右件擣羅為細末每服一錢水一小盞入生薑三片粟米一匙頭許煎至五分粟米熟去滓放溫服

張渙訶梨荳蔻丹方泄利不止

訶梨勒皮　草荳蔻仁各乙兩

白术　乾姜（薑）各炮　川黄連

當歸洗焙乾各半兩

右件擣羅為細末，粟米飯和，圓如黍米大，每服十粒，米飲下，量兒大小加減。

嬰童寶鑑，治小兒冷瀉，補脾圓方

龍骨燒末　乳香　蕪荑各末

麝香各乙錢匕　肉荳蔻乙箇炮末

右件和勻研，飯為圓如蘿蔔子大，一歲三圓，飯飲下。

張氏家傳，治小兒傷冷水瀉白色，或藏滑

不止者，呵子散方。

呵子炮過去核　龍骨好者碎

丁香罨焙各乙分　甘草半分炮切

右件同擣羅為細末，每服三歲以上半錢，三歲以下一字，用陳米飲調下。

孔氏家傳：治小兒藏寒，大便痛，妳瓣不消方。

沒石子乙箇　乳香皂皂大

右研勻，用棗肉為圓，如粟米大，乳汁下一二圓，無時服。

孔氏家傳又方、

右用肉荳蔻一枚、用麪裹、慢火炮、候麪熟取出、研極細、麪糊圓如粟米大、乳汁下一二圓、無時、

孔氏家傳治小兒藏腑不調、大便青色方、

白术　人参　茯苓各乙錢

甘草炙半錢

右末、一錢、水一小盞、煎七分、溫服、

王氏手集肉荳蔻圓治飲冷過多、脾胃受濕、泄瀉頻併、時發腹痛、減食困倦、肌瘦腹

大方、

肉荳蔻乙两　黑附子半两炮裂

右為細末麵糊為圓菉豆大每服五七圓至十圓十五圓亂食前煎蘿蔔橘皮湯下、

吉氏家傳治久患冷瀉大腸虛滑萬安散方、

白术姜浸煮三五沸　甘草炮赤各一钱　烏頭半两火炮裂

乾薑乙分　草果子乙箇麵裹煨同麵用

右末用生薑煎一钱如瀉使用紫蘇木

瓜湯調異攻散三服。異攻散方，在胃氣不和門中。

吉氏家傳治久瀉虛冷，醒脾散方。

天南星　冬瓜子去殼　雄黃各乙錢

右末，每服一字，冬瓜肉煎湯下，一日三服，仍一面服異攻散。方見同前

吉氏家傳治水瀉方。

右用川烏頭大者，生，去皮尖，為細末，以滴井水為圓，如小菉豆大，每服十圓，小兒細圓，加減與服，並用井花水下。

長沙醫者易忠信傳治小兒藏寒滑泄，下

痢不禁牡蠣圓方、

牡蠣乙兩別研　硫黃半兩別研

右件藥用砂鍋子一箇、先入牡蠣、中留一竅、安硫黃在中心、以瓦子蓋口、用赤石脂固縫、鹽泥固濟、白炭火三斤、煅令火盡為度、取出糯米糊為圓、如麻子大、每服三二十粒、米飲吞下、

熱瀉第六

茅先生小兒有中熱瀉候、渾身微熱上渴、驀地瀉下如水、此候本因兒子當風日、或

日下夾去被一日曬、得五藏受虛毒熱、忽然引水喫過多、致不消化、如此所治、用乳香散、夾三聖圓、二方並見一切泄瀉門中龍涎膏與服、方見熱瀉門中即愈、

嬰童寶鑑、小兒熱瀉、為脾胃受熱、故五歲不能實也、

嬰孺治三歲兒熱實啄不脹滿、下不止方、

麥門冬乙兩去心　大黄五分　甘草三分炙

當歸　柴胡　人參

黄芩各四分

右以水三升，煮一升二合，為三服，大利便止。

張渙清胃散，治挾熱泄利方。

川楝子　黃蘗微焙炙　當歸洗焙乾

地榆炙　黃連去須炒各半兩

右件擣，羅為細末，每服一錢，水八分，煎至四分，去滓溫服，乳食前。

嬰童寶鑑，治小兒熱瀉如水，三霜圓方。

砒霜乙錢匕　百草霜　巴豆霜各二錢匕

右件研勻，溶蠟搜，旋圓，獨帚湯下一圓。

劉氏家傳小兒熱瀉不止方、

木香　黄連

右等分末之、陳米飲和圓菉豆大、每服三圓至五圓、陳米飲下、

孔氏家傳治小兒脾熱、瀉如黄涎、又似棗花、凉脾散方、

香白芷　甘草各半兩

右為細末、每服一小錢、水五分、煎至三分溫服、日二服、

洞泄第七

巢氏病源小兒洞泄下利候、春傷於風、夏為洞泄、小兒有春時解脫衣服、為風冷所傷、藏在肌肉、至夏因飲食居處不調、又被風冷入於腸胃、先後重沓、為風邪所乘、則下利也、其冷氣盛利為洞泄、洞泄不止、為注下也、凡注下不止者、多變驚癇、所以然者、本挾風邪、因利藏虛風邪乘之故也、亦變眼痛生障、下焦癖冷、熱結上焦、熱薰於肝故也、

五關貫眞珠囊、小兒洞泄候、洞泄者、凡風

冷入腸則下利洞泄、肛門脫、小兒則朣也、

千金治少小洞注下痢方、

右用蒺藜子二升擣汁、溫服、以差為度、

千金又方、

右以木瓜取汁飲之、

千金又方、

右炒倉米末、飲服之、

千金又方、

右用酸石榴燒灰末、服半錢匕、日三服、

千金又方、

右用狗頭骨灰、水和服之、

千金又方、

羊骨灰　鹿骨灰

右二味、並水和服之、隨得一事即用之、

千金又方

右炒豉令焦、水淋汁服之、神驗、冷則酒淋服、

千金又方、

右用五月五日百草末吹下部、

外臺劉氏療小兒洞泄、水利不止方、

厚朴（炙）　黄連（各乙兩）
右二味切、以水一升、煎取六合、分服、雜痢此方並治之、
子母秘録、治小兒洞下利方、
右用羊角中骨燒末、飲服方寸匕
子母秘録、又方、
右燒蝦蟆末、飲調方寸匕、服之
聖恵、治小兒脾胃氣不和、洞泄下利不止羸瘦食少、厚朴散方、
厚朴（去麁皮塗生姜汁炙令香熟）　人參（去蘆頭）

訶梨勒（煨用皮）　白朮　黃連（去須微炒）

地榆（微炙剉各乙分）　甘草（炙微赤剉）　乾薑（炮裂剉各半分）

肉荳蔻（乙枚去殼）

右件藥擣、細羅為散、每服以粥飲調下半錢、日三四服、量兒大小、以意加減、

聖惠、治小兒洞泄下利不止、漸至羸困、蜜陁僧散方、

蜜陁僧　黃丹　定粉

白礬（各乙兩）

右件藥、以新瓷餅盛、用紙筋泥固濟、以

文火烧令通赤、候冷取出、入龍骨末一兩、同研令細、每服以粥飲調下半錢、日三四服、量兒大小、加減服之、

聖惠、治小兒洞泄下利羸困、三聖散方

地榆半兩微炙剉 厚朴三分去麄皮塗生姜汁炙令香熟

訶梨勒煨用皮半兩

右件藥擣、細羅為散、每服以粥飲調下半錢、日三四服、量兒大小、臨時加減

聖惠又方

沒石子微煨· 訶梨勒煨用皮各半兩

右件藥擣細羅為散每服以粥飲調下半錢日三四服量兒大小臨時加減

聖惠治小兒洞泄下利不差乳食全少宜服如聖散方

黄連 三分去須微炒　鹿茸 去毛塗酥炙微黄

厚朴 去麄皮塗生姜汁炙令香熟各半兩

右件藥擣細羅為散每服以粥飲調下半錢日三四服量兒大小加減服之

聖惠又方

楮葉 半兩　訶梨勒 煨用皮乙分

橡實七枚微炒

右件藥擣、細羅為散、每服以粥飲調下半錢、日三四服、量兒大小、加減服之

聖惠、治小兒洞泄下利不止、黄連圓方、

黄連一兩去須剉微炒　女萎半兩微炒

右件藥擣、羅為末、鍊蜜和、圓如梧桐子大、每服以熱水化下三圓、日三四服、量兒大小、加減服之

聖惠又方、

右用牛角鰓燒灰、細研為散、每服以粥

飲調下半錢，日三四服，量兒大小，加減服之。

嬰孺治小兒注利，腸澼下重，附子圓方。

附子　乾薑各炮　前胡炒　芎炒各四分

右為末，蜜圓大豆大，兩圓，飲下，日三夜一。大人亦可服。

嬰孺治小兒洞利，晝夜不止方。

黃芩　乾薑　人參各三分

右為末，蜜圓如大豆大，每服三圓，飲下。

日進三服、

張渙厚朴散、治洞泄注下方、

厚朴 生姜汁製　訶梨勒 炮取皮　肉荳蔻 各乙兩

白术　乾薑 各半兩炮

右件擣羅為細末、每服一錢、水八分一盞、入生薑粟米各少許、煎五分、去滓溫服、

萬全方、治小兒冷熱不調、時有洞泄、下利不止、龍骨圓、

龍骨　黃連　白石脂

白礬（燒令汁盡）　乾薑（炮）　木香（已上各半兩）

右件藥擣羅為末，醋煮麵糊為圓如麻子大，每服以粥飲下五圓，日三四服，量兒大小，加減服之。

劉氏家傳小兒水瀉注下方。

黄連　石蓮（等分炒黄色）

右末之，每半錢，水瀉新汲水調下，白瀉粟米飲下。

水穀瀉第八

聖惠：夫小兒水穀利者，由寒温失宜，乳哺

不御、或當風解脫、血氣俱虛、為風冷所傷、留連在於肌肉、因其脾胃不和、大腸虛弱、風邪入於腸胃、腸胃既虛、不能制於水穀、故變為下利也、

千金溫中大黃湯、治小兒暴冷、水穀下、或乳冷下青、結不消、或冷實吐下、乾嘔煩悶、及冷滯赤白下者良、若已服諸利湯去實、胃中虛冷、下如水、乾嘔眼陷煩擾、不宜利者、可除大黃、若中乳、乳母洗浴、水氣未消、飲兒為霍亂者、但用大黃也、小兒諸霍亂

宜利者、便用大黄、不消利宜温和者、則除之方、

大黄（六分） 乾薑（炮） 桂心

厚朴（姜製） 甘草（炙各乙分） 當歸

人参 茯苓 白术（炮各二分）

桔梗（三分）

右十味㕮咀、以水二升半、煮取八合、凡兒三十日至六十日、一服二合、七十日至一百日、一服二合半、二百日以來、服三合、

千金治卒大下利熱、脣乾口燥、嘔逆引飲、

瀉心湯方、

人參　甘草炙　黃芩

橘皮　栝蔞根各一兩　黃連二兩

半夏三兩洗去滑　乾薑炮一兩半

右八味㕮咀、以水六升、煮取二升、分三服、胡洽云、治老小利、水穀不化、腹中雷鳴、心下痞滿、乾嘔不安、無橘皮栝蔞、若寒加附子一枚、渴加栝蔞一兩、嘔加橘皮一兩、痛加當歸一兩、仲景用大棗十二枚、

聖惠治小兒水穀利、羸瘦面黃、不欲飲食、

厚朴散方、

厚朴去麤皮塗生姜汁炙令香熟　龍骨

黃連去須微炒各半兩　丁香

當歸剉微炒　木香　白朮

肉荳蔻各乙分

右件藥擣細羅為散、每服以粥飲調下半錢、日三四服、量兒大小、加減服之

聖惠治小兒水穀利不止、羸瘦腹脹、不欲飲食調中散方、

木香半兩　厚朴去麤皮塗生姜汁炙令香熟

黄連去須微炒 各乙两

右件藥擣麤羅為散、每服一錢、以水一小盞、煎至六分、去滓、不計時候、量兒大小、分減服之

聖惠又方、

當歸剉微炒　訶梨勒煨用皮 各乙两

白术三分

右件藥擣、羅為末、鍊蜜和、圓如菉豆大、不計時候、以粥飲下七圓、量兒大小、加減服之、

聖惠又方、

白礬一兩燒令汁盡 訶梨勒煨用皮半兩

醋石榴皮三分剉微炒

右件藥擣、羅為末、鍊蜜和、圓如菉豆大、不計時候、以粥飲下五圓、量兒大小、加減服之、

聖惠治小兒水穀利、日夜不止、地榆散方、

地榆微炙剉 厚朴去麁皮塗生姜汁火炙令香熟各三分

黃連一兩去須微炒 阿膠半兩擣碎炒令黃色

右件藥擣、細羅為散、不計時候、以粥飲

調下半錢，量兒大小，加減服之。

聖惠又方

乾棗十顆去核　胡粉乙兩

右件藥相和，擣為一餅子，急火中燒令赤，取出置地上，以椀合之，勿令透氣，待冷細研為散，不計時候，以粥飲調下半錢，量兒大小，加減服之。

聖惠治小兒水穀利腹痛，神效木香散方。

木香半兩　訶梨煨用皮三分

龍骨　黄連去須微炒　當歸剉微炒

赤芍藥微炒各一两

右件藥擣麁羅為散、每服一錢、以水一小盞、煎至五分、去滓温服、不計時候、量兒大小分減服之、

聖惠治小兒水穀利不止、龍骨散方、

白龍骨　白石脂　黄連去須微炒

胡粉炒令黄各三分　乾薑半两炮裂剉

右件藥擣細羅為散、不計時候、以粥飲調下半錢、量兒大小、加減服之、

聖惠又方、

赤石脂乙兩　附子炮裂去皮臍　乾薑炮裂剉

橡實　當歸剉微炒各半兩

右件藥擣、細羅為散、不計時候、以粥飲調下半錢、量兒大小、加減服之

聖惠、治小兒水穀利、日夜冣不暫止、橡子散方、

橡實二兩微炒　乾柏葉半兩微炙

右件藥擣、細羅為散、不計時候、以水煑烏梅汁調下半錢、量兒大小、加減服之

聖惠又方、

右以訶梨勒煨、用皮二兩擣、羅為末、鍊蜜和、圓如麻子大、每服以溫水研化五圓、日三四服、量兒大小、以意加減、

太醫局胃氣湯、治大人小兒、風冷乘虛、入客腸胃、水穀不化、泄瀉注下、腹脇滿、腸鳴㽲痛、及腸胃濕毒、下如豆汁、或下瘀血、日夜無度、並宜服之方、

人參去蘆頭　白茯苓去皮　芎藭
桂皮去麤皮　當歸去苗　白芍藥
白术已上等分

右為麤散，每服二錢，以水一大盞，入粟米百餘粒，同煎七分，去滓稍熱服，空心食前，小兒量力減之。

嬰孺治小兒水穀痢，及無問老小，日夜百餘行方。

橡斗子一升，炒 乾楮葉二兩，炙

右為末，以水煮烏梅汁，下方寸匕，日再服，仍取少許精羊肉裹藥，內下部中，痢出更內之。

張渙肉荳蔻丹，治泄瀉水穀不消方。

肉荳蔻　木香各乙分　青橘皮半两炒黄

黑牽牛乙分微炒

右件擣羅為末，滴水圓如黍米大，每服十粒，生薑米飲下，量兒大小加減。

劉氏家傳治小兒冷滑瀉痢，水食全出，沒石子圓方。

沒石子两枚炮　訶梨勒炮皮用　乾薑炮

烏梅肉　枯礬已上各等分

右為末，麵糊為圓，如小菉豆大，溫飯飲送下。

長沙醫者丁時發傳降仙丹治小兒水穀不分泄瀉及赤白膿血痢腹痛不可忍方

硫黄　焰硝（各研二味以黑瓷瓦盞慢火熬成汁便取出研勻細）

五靈脂（水洗去砂石澄焙乾取末）

白礬（煅各二錢半）

右四味研勻軟飯為圓如小菉豆大每服二十粒粟米飲吞下大小加減赤白痢罌粟殼煎湯下水瀉冷水下膿血痢甘草烏梅湯下忌生冷毒物等

暴瀉第九（亦名卒痢亦名暴利）

巢氏病源小兒卒利候、小兒卒利者、由腸胃虛、暴為冷熱之氣所傷、而為卒利、熱則色黃赤、冷則色青白、若冷熱相交、則變為赤白滯利也、

千金治、小兒暴利方、

右用小鯽魚一頭燒末、服之、亦治大人、

千金又方、

右燒鯉魚骨末、飲服之、一方作龍骨、聖惠燒鯉魚尾、

千金又方、

右用赤小豆末、酒和、塗足下、日三、油和亦得、

聖惠治小兒冷熱氣不和、忽暴下利、腹內疼痛、胡黃連散方、

胡黃連　母丁香　桂心

木香　肉荳蔻去殼　當歸剉微炒

麝香細研各乙分　犀角屑半分

右件藥擣細羅為散、每服以粥飲調下半錢、日三四服、量兒大小、加減服之、

聖惠治小兒暴利、腹痛不食、乾薑散方、

乾薑炮裂剉　甘草炙微赤剉各乙分

人參去蘆頭三分　訶梨勒皮煨用

厚朴去麄皮塗生姜汁炙令香熟各半兩

右件藥擣麄羅為散每服一錢以水一小盞入薤白一莖煎至六分去滓不計時候量兒大小分減溫服

聖惠治小兒暴利黃連散方

黃連去須微炒　胡粉炒令微黃　黃蘗微炙剉各三分

桃白皮微炙剉　丁香各半兩

右件藥擣細羅為散不計時候以粥飲

調下半錢，量兒大小，加減服之。

聖惠治小兒暴利，龍骨散方：

龍骨　黄連去須微炒，各一兩

當歸剉微炒　枳殼麩炒微黄去瓤，各半兩

右件藥擣麁羅為散，每服一錢，以水一小盞煎至五分，去滓，不計時候，量兒大小，分減温服。

張渙阿膠丹方，治泄利身熱，及暴瀉注下。

真阿膠炙熟　乾薑各一兩　芍藥

當歸洗焙乾　川黄連　肉荳蔻各半兩

右件擣羅為細末、鍊蜜和、圓如黍米大

每服十粒、粟米飲下、量兒大小加減、

張氏家傳神仙玉粉丹、補一切虛不熱、男

子婦人小兒、皆可服、冷積暴瀉、鬼見功尤連

方、

精明舶上硫黃 乙斤去砂石盡打碎

右用豶豬肚七箇、旋採桑根白皮三斤

寸剉、將豬肚一箇淨洗、只以硫黃實之、

用麻線縫合、水二斗、先將桑根白皮一

斤、同煮一伏時、其餘豬肚亦用慢火養

之不得令冷候煮滿一伏時別以豬肚換之又用白皮內一斤同煮再一伏時又換豬肚并桑白皮過三伏時不換白皮只換豬肚共煮七伏時水耗以熱湯添不得用冷水候滿七伏時取出用溫水淘淨研至細候裂日日中曬極熱再研煮糯米粉為糊圓如梧桐子大每服空心米飲下十粒至十五粒大率驅除宿冷其功效無比老人經久可服

囊瀉第十 亦名囊痢

聖惠○夫小兒羸痢者、由秋夏晨朝、多中暴冷之氣、冷氣折其四肢、則熱不得泄、熱氣入腹、則變為痢、或作赤白、小腹脹痛、肌體壯熱、其脉洪大急數、皆由冷熱氣相并、連滯不差、故為羸痢也、

外臺、劉氏療小兒羸痢方、

甘草炙　茯苓各六分　人參

黃連各四分　厚朴炙　生薑各二分

龍骨八分

右七味切、以水一升、煎取三合、欲臥先

取鹽麪麝香為小圓、內下部中、然服此飲分服甚妙、忌如常法、此方疑藥多水少、恐古今之異、宜少增水數、

聖惠、治小兒蠱痢不止腹痛、肉荳蔻散方、

肉荳蔻去殼 乾姜炮裂剉 朱砂細研

龍骨 訶梨勒煨用皮 茅香剉

厚朴去麁皮塗生姜汁炙令香熟

枳殼麩炒微黃去瓤各乙分

右件藥擣、細羅為散、每服以溫粥水調下半錢、日三四服、量兒大小、加減服之、

聖惠治小兒曩病，兩脇虛脹，腹痛不欲飲食，厚朴散方，

厚朴（去麁皮，塗生姜汁炙令香熟）

當歸（剉，微炒）　赤芍藥

枳殼（麩炒微黃，去瓤，各乙分）

右件藥搗，細羅為散，每服以米飲調下半錢，日三四服，量兒大小，加減服之。

吉氏家傳治曩痱瀉至一二年，瀉白痢羸瘦方，

肉豆蔻　草豆蔻仁（各二箇）

縮砂仁四十箇

右同為末、用麵糊圓如彈子大、慱乾、依舊為細末、每服一錢、煎呵子湯下、

利久不止第十一瀉痢同

巢氏病源小兒久利候、春傷於風、至夏為洞泄、小兒春時解脫、為風所傷、藏在肌肉、至夏因為水轂利、經久連滯不差也、凡水轂利久、腸胃虛、易為冷熱、得冷則變白膿、得熱則變有血、若冷熱相加、則赤白相雜、利久則變腫滿、亦變病䘌、亦令嘔噦、皆由

利久脾胃虛所爲也、

聖惠、夫小兒久赤白痢者、由冷熱不調、熱乘於血、血滲腸間、與冷氣津液相雜而下、甚者腸虛不傷復、故赤白連滯、久不差也、

鳳髓經滑腸瀉歌、宜與香連圓紫霜圓二方並與、吉氏家傳方同香連圓方、見冷熱痢門、紫霜圓方、見腹痛丁痢門、

脾中有積熱遲留、至使終年瀉不休、
項軟見人多哽氣、更兼清水鼻中流、
少閒聞有似黃金色、若有垂腸更不收、
形證又看胷膈上、胷前深赤汗如油、

眼上脉紅難療理，脣赤生瘡命亦休。
大抵調脾方定瀉，古人用藥有縱由。

千金治痢下久不差，神驗七味散方。

黄連八分　龍骨　赤石脂
厚朴　烏梅肉各二分　甘草炙，乙分
阿膠三分，炙

右治下篩，漿水服二方寸匕，日二。小兒一錢匕。

千金治少小久痢淋瀝，水穀不調，形羸不堪大湯藥者，宜此枳實散方。

右用枳實二兩炙治下篩三歲以上飲服方寸匕若兒小以意服日三

外臺文仲華佗治老小下痢柴立不能食食不化入口即出命在旦夕久痢神驗方

黄連末　亂髮灰　醇苦酒

蜜各半雞子殼許　白蠟方寸匕　雞子黄一枚

右六味於銅器中炭火上先内苦酒蜜蠟雞子黄攪調乃内黄連末髮灰又攪煎視可取出為圓大困者一日一夜盡之可可者二日盡之肘後同

外臺千金云吾患痢三十餘年諸療無效唯服此方得愈也安石榴湯療大注痢及白滯困篤欲死腸已滑醫所不能療方

乾姜 生姜倍之　阿膠 各二兩別以水漬之

黃蘗 一兩細切　石榴 乙枚小者二枚

右四味切以水三升煮取一升二合去滓內膠令洋頓服不差復作療老人小兒亦良人羸者稍稍服之不必頓盡須臾復服石榴須預取之肘後同一方無黃蘗用黃連

外臺劉氏療小兒膿痢直從春至秋冬以來不差者方

薤白（切一合）　生薑　蕪荑（各乙分）

子芩　黃蘗　阿膠

芍藥　厚朴（炙）　人參（各二分）

地榆　當歸（各三分）　香豉（乙合綿裹）

右十一味切以煮飯水重濾者一升半煮取九合分服以差為度秋末冬末加赤石脂半兩乾姜（薑）一分白朮二分大小量之忌如常法

外臺必效療小兒久痢、無問冷熱疳痢、悉主之方、

棗一枚、去核、勿令皮破、内胡粉令滿、

右二味、於炭火中燒令如炭、於瓷器中研之、以米飲和、分服、一歲以下分服之、不過三顆差、王郎中處得之、此方傳用甚效、

宮氣方、治小兒久痢不較、

右用沒石子二箇、切熬令黃色、研作末、餛飩内食之、

聖惠治小兒久赤白痢漸至羸弱胃氣全虚不欲飲食丁香散方

丁香　厚朴去麁皮塗生姜汁炙令香熟

黄連去須剉微炒　當歸剉微炒　訶梨勒煨用皮

白术剉微炒　伏龍肝各半两　木香一分

赤石脂一两

右件藥擣細羅為散每服以粥飲調下半錢日三四服量兒大小加減服之

聖惠治小兒久赤白痢肌體羸瘦四肢煩熱朱砂圓方

朱砂（半兩）　巴豆（七枚，去皮心，研，紙裹壓去油）

麝香（一錢）　雄黃　硫黃（各乙分）

右件藥都研爲末，湯浸蒸餅和，圓黍粒大，每服以新汲水下二圓，日三服，量兒大小，加减服之。

聖惠治小兒久赤白痢，累醫不差，黄丹圓方。

黄丹　蜜陁僧　定粉（各半兩）

已上三味同細研，用醋拌，於生鐵銚子内燒如茶褐色。

砒霜乙分　巴豆十枚去皮心研紙裹壓去油

訶梨勒半兩煨用皮擣羅為末　麝香乙錢

右件藥，同研為末，用生薑自然汁濃研香墨浸蒸餅和，圓如黍粒大，每服以冷甘豆湯下三圓，日三四服，量兒大小，加減服之。

聖惠治小兒暴痢，經久不斷，增減有時，黄連圓方。

黄連去須微炒　人參去蘆頭　赤石脂

龍骨　甘草炙微赤剉　黄芩

厚朴去麁皮塗生姜汁炙令香熟　白茯苓

枳殼麩炒微黃去瓤各半兩　烏梅肉一分微炒

右件藥擣羅為末鍊蜜和圓如麻子大每服以粥飲下七圓日三四服量兒大小臨時加減

聖惠治小兒曩痢久不差腹多鼓脹痢如棗花宜服通黑丹方

巴豆一兩　油一升　麝香一錢細研

右件藥先將油於鐺內以急火煎巴豆看爆出者收之去皮心紙裹壓去油入

麝香研、以粟米飯和、圓如麻子大、每服以冷水下二圓、量兒大小、加減服之、

博濟方、治小兒社後瀉痢、久患不差、大腸滑泄、烏龍散、

龍骨　黄丹　定粉

豬指甲子各等分

右件四味同入一瓷罐子、內安藥、以物塞口、用火煅令通赤、放冷取出、研爲末、每服半錢、米飲調下、

譚氏殊聖方、

小兒瀉痢甚青黄，久患時多轉滑腸，
下部脱肛頻努嚥，朝朝焦瘦漸羸尫。

斗門散

訶子　枳殼　地榆各等分

右為末，每服一錢，米飲調下，一歲以下半錢。

嬰孺：治小兒下利不住，龍骨湯方。

龍骨　甘草炙　黄連各四分

當歸　乾薑各乙分

右以水四升，煑一升二合，未食溫分三

服、

嬰孺治小兒利已服湯利去實、實去後而不住、龍骨湯方、

龍骨五分　甘草炙　乾薑

當歸　黃連　赤石脂

附子炮裂去皮臍　前胡各三分

右以水四升、煮一升二合、為五服、旦服至午令盡、

嬰孺治小兒冷熱痢、經時不止、體羸不堪餘治、差而又發、黃連煎方、

右用黄連好者二兩、水七升、蜜八合、煎取一升三合、絞去滓、百日兒半合、二百日一歳一合、

嬰孺治小兒下痢、經時不斷、羸瘦、脾胃冷弱、食不消化、雞骨圓方、

雞骨（乙具、宿雌雞胷前、及肋骨、全用乙具、）　黄連（六分）

厚朴（三分）　麴（炒）　甘草（炙）

白朮（各四分）　麥蘗（炒黄）　烏梅肉（各二分）

人參　赤石脂　黄芩

白龍骨（各五分）　桔梗（二分）

右為末，蜜圓小豆大，白飲下二十五圓，日一服，量兒大小與之。

漢東王先生家寶治嬰孩小兒久瀉脾虛，不進飲食，食訖仍前瀉下，米穀不化，溫白圓方。

白朮（乙分，用米泔浸少時，切，焙） 丁香（半錢，炒）

半夏（乙錢半，湯泡洗七遍）

右為末，生薑自然汁煮麵糊為圓如此○大，每服半錢，三圓，三五歲五七圓，淡生薑湯吞下，早晚各進一服。

漢東王先生家寶治嬰孩小兒久瀉脾困不思乳食恐作脾風惺惺散方

天麻　全蝎炒各半錢　木香炮

糯米　人參　茯苓各微炒

白藊豆炒　山藥焙　甘草炙各乙錢

右為末，每服嬰孩一字，二三歲半錢，用水一藥注，或半銀盞，棗子半片，煎十數服。

漢東王先生家寶治嬰孩久瀉久患脾虛發搐變作慢驚風或作慢脾風等竹瀝膏

方、

白朮一分，蜜炒 大附子去皮臍，炮了秤乙錢

全蝎七箇，每箇用七葉薄荷裹，湯泡麻黃令軟纏定，慢火炙黃色

犀角鎊末，秤乙錢 厚朴用甘草水煮，焙乾一分

右為末，竹瀝為膏，旋圓，嬰孩每服一黑豆大，二三歲一皂子大，四五歲龍眼核大，以意加減，薄荷湯化下。

張渙香礬丹方，治泄瀉久不差、

木香 白礬慢火枯成粉，各乙兩

訶梨勒皮微炮 酸石榴皮炒黑，各半兩

右件擣羅為細末、錬蜜和圓如黍米大、

每服十粒、粥飲下、量兒大小加減、

張渙定利丹方、治痢久不差、

蜜陀僧　白礬　定粉

黄丹各一兩

已上四味、以新瓦器盛、紙筋和泥固濟、

文武火燒令通赤、候冷取出、又入

龍骨　黄連各一兩為細末

右件同研匀、粟米飯擣成膏、如黍米大、

每服五粒至七粒、血痢黄連湯下、白痢

用阿膠湯下、相雜米飲下、量大小加減、

張渙紅脂丹方、治赤白痢久不差、

赤石脂　乾姜　肉荳蔻各乙两

右件擣羅為細末、白麵糊和、圓如黍米大、每服十粒、米飲下、食前、

張渙妙應膏方、治久痢赤白、諸藥未效、

蜜陀僧取末　黄丹研　定粉各研半两

已上同研細、用醋拌、於生鐵銚子內燒如茶褐色、再入

訶梨勒　木香各乙两別擣羅為細末

真砒霜　麝香各乙錢

巴豆十粒，去皮心膜出油

右件都研勻細，用黄蠟四兩，慢火鎔，同諸藥熬成膏，每服黍米大，未周晬小兒一粒，二三歲二粒，四五歲三粒，六七歲五粒，十歲以上七粒，若血多甘草湯放冷下，膿多艾葉湯溫下，臨眠睡服。

嬰童寶鑑治小兒久瀉不差，餅子方

膩粉乙錢匕　定粉五錢匕　白麪十錢匕

右件和勻，用雞清搜作餅子十箇，炮熟，

用米飲磨下一餅，小着半餅。

嬰童寶鑑：治小兒秋後痢不差者，餅子方

北礬 燒末　定粉　白麪 各半两

膩粉 少許

右件和匀，水搜作餅子如小錢大，飯飲磨下一餅。

九籥衛生：鈆金丹，療小兒久痢膿血方。

朱砂　砒霜　黄丹

粉霜　草烏頭 各一錢

巴豆霜 一分，研，去油

右件同研勻、鎔黄蠟一分和、圓如菉豆
大、每服三圓、温漿水下、取積用乳香湯
下、
劉氏家傳治小兒臟腑久泄瀉不止方、
人參　　白朮　　茯苓
甘草　　陳皮　　藿香
丁香　　木香　　肉荳蔻
右等分為末、每服二錢、以藿香合糯米
煮粥飲調下、或只入薑錢水煎、亦可、
張氏家傳治赤白痢、并久瀉不止、通神圓

方、

沒藥　乳香

五靈脂三味研為末每味以一大錢匕

巴豆七箇薄紙裹壓出油

右件衮拌研令細、滴水為圓、大人菉豆大、小兒粟米大、濃研○水、凡水下一圓、

張氏家傳、治小兒諸般瀉痢、久不止、經驗

木香圓方、

肉荳蔻麵裹煨熟　木香

訶子煨取皮秤用各等分

右件擣羅為末、麵糊為圓如菉豆大、每服十圓、溫米湯下、小兒瀉止後、又肚脹一日兩服、或三服、

莊氏家傳、治小兒急驚積、及壯熱面黃久瀉、青黛圓方、

青黛二錢　朱砂　粉霜

膩粉各研　乳香同粉霜研

水銀砂子各一錢

硇砂一錢半白湯泡瓷器內煎乾秤

巴豆三十粒去皮心膜細研壓出油只用霜

右件八味為末、棗肉為劑、旋圓之小可
患及常服菉豆大、取驚積、每服豌豆大、
或皂皂大、並用煨皂兒去皮心、只用白
仁煎湯使溫調破與服、

王氏手集治痢久不止方、

右取雞子一枚、和蠟作煎餅與食、

王氏手集神聖烏金散、治小兒腸胃虛弱、
久利膿血、腹痛後重、減食羸瘦、及癖痢腫
滿方、

皂角針灰　破故紙 各半兩

右為末、每服一平錢、食前麝香米飲調、

一忌生冷油膩、量小大加減、

吉氏家傳、治氣痛久瀉利不止、木香散方、

陳皮　青皮各半兩　肉荳蔻二箇

丁香一錢

右為末、每服一字、陳米飲下、

吉氏家傳、治久瀉不止、不思飲食、丁香散方、

丁香　肉荳蔻　陳紫蘇

陳皮　鹽木瓜各等分

右末，每服半錢，米飲調下。

吉氏家傳治疳痢久下差，救急方

雞屎礬一兩，炙　黃蘗二兩，炙　母丁香十箇

麝香二錢

右細末，每日平旦取一錢匕，以米飲調服，次煮鷺粟粥熟服。

吉氏家傳治久瀉不止方

厚朴姜炙　桔梗炙　芎藭

呵子　當歸各等分

右末，每服一錢，飯飲下，止，有神效。

吉氏家傳治久利不止、變水瀉方、

楚梅（煅存性）　白礬（煅等分）

右末、水煮糊為圓、如菉豆大、每服十圓、米飲下、紫蘇湯亦得、

長沙醫者丁時發傳治小兒瀉痢、久不住方、

右取橡斗子、每一枚、用膽礬填、合定一枚、用細泥裹、火煅煨泥乾、橡斗子煙退取出、去泥細研、滴井華水為圓如菉豆大、每服三圓、甘草白薑湯下、

長沙醫者丁時發傳、治小兒冷熱作瀉、熱藥不止、宜服此藥方、

槐花　石榴皮　地榆

黃連　呵子各等分

右為末、冷水調下半錢、

長沙醫者丁時發傳、篠第圓、治小兒久痢方、

黃連末二錢　大蒜半箇炮熟

右入黃連末、為圓菉豆大、每服五七圓、煎淨篠第湯下、

長沙醫者丁時發傳、治小兒久痢不差、宜服砒霜圓方、

砒霜　雄黄　乾蟾灰各一分

麝香一錢

右件為末、湯浸蒸餅和、圓如粟米大、米飲下一圓、

長沙醫者丁時發傳、又方、

蕪荑半兩　羊子肝一枚

右件藥、以肝切作片子、以蕪荑末糝在肝内、線子纏、以米泔煮令熟、擣爛糯米

飲和圓如麻子，每服五圓，用米飲下，早晚各一服。

長沙醫者鄭愈傳，治小兒脾胃不和，藏腑滑泄，久痢不止方。

厚朴　肉荳蔻麵裹煨　陳皮

丁香　木香　藿香

甘草炙　人參　茯苓

白术已上各等分

右件為細末，用鍊蜜和為劑，每服皂皂大，米飲化下。

莊氏集俞穴秋深冷利不止灸臍下二寸三寸間動脉中三壯

利渴不止第十二 瀉痢同

巢氏病源小兒利兼渴候此是水穀利津液枯竭藏腑虛燥則引飲若小便快者利斷渴則止若小便澀水不行於小腸滲入腸胃渴亦不止利亦不斷凡如此者皆身體浮腫脾氣弱不能剋水故也亦必眼瘡生障小兒上焦本熱今又利下焦虛上焦熱氣轉盛熱氣熏肝故也

茅先生小兒有中渴瀉候，上大渴，饒腫肚膨脹，中或驚，便下白汁。此候先因硬物食無所度，而傷損脾胃，至有此患。所治者先用醒脾散，有二方，一方見胃氣不和门，一方見慢脾風門中勻氣散調一日，方見胃氣不和門中後下調中飲，方見胃氣不和門中夾乳香散，方見一切泄瀉門中龍涎膏調理即愈。方見熱渴門中

嬰童寶鑑小兒渴瀉，為脾胃虛，上焦熱，故下瀉而渴。

千金治小兒渴痢方。

右單擣冬瓜汁飲之。

千金治少小壯熱、渴引飲下痢、龍骨湯方、

龍骨　甘草炙　大黃

赤石脂　石膏　桂心

寒水石　栝蔞根各二兩

右八味治下篩、以酒水各五合、煮散二合、二沸去滓、量兒大小服之、

外臺小品又療少小夏月、藥大下後、胃中虛熱渴、唯可飲、麥門冬湯方、

麥門冬去心　甘草炙各四分　枳實炙

黄芩　人参各三分　龍骨六分

右六味切、以水二升、煮取九合、去滓分温服、

外臺、又右今録驗、療小兒渴痢、櫸皮飲子方、

梁州櫸皮十二分　菰蔣

茯苓各八分　人参六分　粟米二合

右五味切、以水三升、煮取一升二合、去滓分服、量大小與服之

外臺臺、劉氏療小兒痢渇不徹、肚脹不能食方、

訶梨勒皮六分　桑皮十分，炙末

右二味切，以水一升，煮取五合，去滓，分服之。亦治大人。

子母秘録：小兒赤白痢渴，及得水喫，又嘔逆方。

右炙楮葉令香黄，以飲漿半升浸楮葉，使水緑色，然後去葉，以木瓜一箇切，内葉汁中，煮三二沸，去木瓜，使暖，細細服。渴停。

聖惠：治小兒痢渴，心胃煩悶，不欲飲食，宜

服黄耆散方

黄耆剉　麥門冬去心焙　黄芩各三分

烏梅肉三枚微炒　龍骨一兩　白朮

黄連微炒去須各半兩

右件藥擣麁羅爲散，每服一錢，以水一小盞，煎至五分，去滓，不計時候，量兒大小，分減温服。

聖惠，治小兒痢渴不止，黄芩散方

黄芩　訶梨勒煨用皮　樗株皮各半兩

菰蔣根　黄連去須　當歸剉微炒各三分

烏梅肉乙分微炒

右件藥擣麤羅為散，每服一錢，以水一盞，煎至五分，去滓放溫，不計時候，量兒大小，分減服之。

聖惠治小兒痢渴，腹內疼痛不止，當歸散方：

當歸剉微炒　黃連微炒去須　黃耆剉各三分

乾薑炮裂剉　甘草炙微赤剉各半兩

右件藥擣麤羅為散，每服一錢，以水一小盞，煎至五分，去滓，不計時候，量兒大

小、分減溫服、

聖惠、治小兒痢渴、體熱煩悶、龍骨散方

白龍骨一兩　胡黃連半兩　茯神

人參去蘆頭　茅根剉

麥門冬去心焙各三分

右件藥擣、麤羅爲散、每服一錢、以水一小盞、煎至五分、去滓、不計時候、量兒大小、分減溫服、

聖惠、治小兒痢渴、煩熱不止、藍葉散方

藍葉二分　赤茯苓一分　赤石脂一兩

黄連微炒去須　木瓜仁

醋石榴皮剉碎微炒各半兩

右件藥擣麁羅為散、每服一錢、以水一小盞煎至五分、去滓、入蜜半茶匙、更煎三兩沸、不計時候、量大小、分減服之

聖惠治小兒痢渴、煩熱不止、地龍糞散方

地龍糞　人參去蘆頭

烏梅肉微炒各半兩　龍骨

蝸牛殼微炒各一兩

右件藥擣、麁羅為散、每服一錢、以水一

小盞、煎至五分、去滓、不計時候、量兒大
小分減溫服、
聖惠、治小兒痢渴、或下五色惡物、心神煩
熱不止、宜服地榆散方、
地榆　白茯苓　黃檗（微炙剉、各一兩）
右件藥擣、麤羅為散、每服一錢、以水一
小盞、煎至五分、去滓、不計時候、量兒大
小、分減服之、
聖惠、治小兒痢渴煩熱、喫水不知足、黃連
散方、

黄連去須微炒　牡蠣燒為粉各半兩　烏梅肉微炒
甘草炙微赤剉　訶梨勒煨用灰各一分
右件藥擣、麄羅為散、每服一錢、以水一小盞、煎至五分、去滓、不計時候、量兒大小、分減溫服、
聖惠治小兒痢渴不止、櫸皮散方
櫸株皮一兩　菰𧄍根　白茯苓各三分
人参半兩去蘆頭
右件藥擣、細羅為散、不計時候、以粟米飲調下半錢、量兒大小、以意加減

聖惠又方、

蝸牛殼微炒　龍骨各乙兩　夜明砂微炒

黃連去須微炒各三分

右件藥擣羅為末、鍊蜜和、圓如梧桐子大、每服以粳米粥飲、研化七圓服之、日三四服、量兒大小加減、

聖惠又方、

夜明砂微炒　朱砂細研各乙分

乾蝦蟆塗酥炙令黃焦　龍骨各半兩

蝸牛三七枚炒令微黃　麝香乙錢細研

右以藥擣細羅為散每服以粥飲調下半錢日三四服量兒大小加減

聖惠治小兒痢渴不止宜服此方

右用定粉半兩細研雞子清和為餅子以慢火炙令黄焦碾為細散每服以粥飲調下半錢日三四服量兒大小加減

聖惠治小兒痢渴小便澀羸瘦宜服此方

右用榆株根白皮一兩炙微黄剉擣羅為末以粳米飯和圓如菉豆大每服以粥飲下七圓日三四服量兒大小加減

聖惠治小兒痢渴不止，或時嘔逆不下食，宜服楮葉湯方。

楮株葉二十片，微炙　木瓜半兩，切

人參一分，去蘆頭

右件藥，以漿水一中盞，煎至六分，去滓，不計時候，量兒大小分減，細細溫服。

聖惠治小兒痢渴不止方。

右取醋石榴一枚，和皮擣，用漿水一大盞，煎至五分，去滓，入蜜半合，放溫，不計時候，量兒大小分減服之。

聖惠治小兒痢渴不止、羸瘦方、
右用椿株根皮乾者擣、羅為末、以好粟米淘去泔、研取米、膿煮作糊和、圓如菉豆大、每服以粥飲下五圓、日三四服、量兒大小加減服之、

太醫局人参散、調中和氣止嘔逆、除煩渴治昏困多睡、乳食減少、及傷寒時氣、胃氣不順、吐利止後、躁渴不解方、
人参去蘆頭　白茯苓去皮各乙兩
木香　甘草炙剉　藿香葉各乙分

乾葛剉二兩

右件為末、每服一錢、水一中盞、煎七分、去滓放溫服、不計時候、

嬰孺、治小兒大熱痢、兼得渴增寒、子芩湯方、

子芩　枳殼炒　黃蘗各四分

石膏十二分　竹葉切一升　櫸皮十分

人參七分

右以水五升、煎一升六合、七歲兒為三服、四五歲兒為四服、以次量與之服、

嬰孺、治小兒有熱不調渴痢菰薽湯方

菰薽　知母　茯苓各八分

甘草　黄蘗各四分　人參六分

黄芩　欅皮各十分

右以水五升、煮一升半、五六歲兒、為三服

嬰孺、治小兒渴不止、痢不住、冬瓜湯方

冬瓜切十合　菰薽十二分　茯苓

知母各八分　麥門冬五分去心　粟米二合半

右水五升、煮一升四合、新布絞去滓、量

兒與之。

張渙建胃散方，治泄瀉身熱煩渴。

厚朴（去麄皮生姜汁製炙香熟） 川黃連

肉荳蔻（各乙兩） 縮砂仁 乾薑（炮）

白朮（炮） 木香（各半兩）

右件擣羅為細末，每服一錢，水一小盞，入生姜粟米少許，煎至五分，去滓溫服。

張渙碧香丹方，治小兒吐利後，大渴不止，不得眠睡，甚則成癖。

天竺黃 龍骨 不灰木（燒赤放冷）

赤石脂

已上各一兩為末次用

鐵粉　定粉　鈆白霜

細蛤粉各乙兩並細研

右件通拌勻入麝香半兩同研勻滴水和圓如雞頭大每服一粒至兩粒用蛇螺兒兩箇研細沸湯浸水沉極冷化下大渴即與服神驗

嬰童寶鑑治小兒渴瀉竹茹圓方

黃連乙兩好着倒作塊子一一相似茱萸乙兩二味相和滴蜜炒令黃赤

色、去了茱萸、

右件為末、薄糊為圓、如蘿蔔子大、每服十圓、竹茹煎飲飲吞下。

惠眼觀證調中散、治渴止瀉方

肉桂（去皮不得見火） 人參 陳皮

甘草（炙各半兩） 白朮

香附子（炮去毛炒各乙錢） 零陵香（三錢）

右為末、每服一錢、水半盞、薑一片、棗半箇、煎至三分服、

惠眼觀證、香連圓、治渴瀉方

硫黄細研　牡蠣火煅各乙分　木香乙錢
右三味為末、以爛飯為圓或糊如此○
大每服十五圓、以井華水下、
劉氏家傳小兒熱渴瀉、渴不止方、
川烏大者乙箇　龍骨重與川烏等　定粉半兩
黄丹挑二錢刀上燒
右末之、水浸蒸餅心和、作餅子此○大、
陳米飲化下、
王氏手集人参白藊豆散方、治脾胃不和
不思飲食吐瀉渴水、及小兒虛熱煩躁、悉

皆治療、

人參　白萹豆去皮炒熟　白朮

茯苓各一兩　鶯粟子　甘草炙

山藥各半兩

右為末、每服二錢、用水一中盞、入生薑二片、棗半箇、同煎至七分、通口服、如腹疼痛、加紫蘇煎、小兒虛熱、加薄荷同煎、

吉氏家傳治五痢、喫湯不徹、肚脹不食方、

呵子皮　桑白皮各六錢

右以水二升、煎至三合、服之、立差、

吉氏家傳治痢瀉、渴飲無度，六神圓方。

木香　丁香

荳蔻（以麵裹，比三味入慢火煨，候麵熟為度）　史君子（去殼秤）

呵子（去核，各半兩）　蘆薈（一兩）

右件為末，棗肉圓如菉豆大，每服三五圓，米飲吞下。

胡氏家傳治小兒冷熱不調，作瀉痢，熱發渴不定，不思飲食，白术散方。

白术（炮）　人參　藿香葉

甘草　青橘皮（去瓤，各一兩）

肉荳蔻一箇麵裹煨熟去麵不用　丁香二十一粒
右為末、每服半錢、粥飲調下、一日二服
不拘時、
長沙醫者丁時發傳、治小兒痢渴不止、壯
熱腹痛、黄芩圓方、
黄芩　蘡薁根　黄連去毛
當歸　訶子
臭樗株皮各半兩　烏梅肉五箇
右件為末、錬蜜和、圓如菉豆大、米飲下
七圓、

下利腹痛第十三 瀉痢同

聖惠治小兒久赤白痢不止腹痛羸弱不欲飲食黄連散方

黄連 一兩去須微炒 厚朴 去麤皮塗生姜汁炙令香熟

乾薑 炮裂剉 木香 艾葉 微炒

龍骨 各半兩 當歸 剉微炒

黄牛角䚡 燒灰各三分 烏梅肉 一分微炒

右件藥擣細羅為散每服以粥飲調下半錢日三四服量兒大小加減服之

聖惠治小兒久赤白痢腹脹疞痛黄蘗圓

方、

黄蘗微炙剉　當歸剉微炒各乙兩

右件藥擣羅為末、煨大蒜和、圓如菉豆大每服以粥飲下七圓、日三四服、量兒大小、加減服之

聖惠治小兒久赤白痢、腹脇疼痛、木香散方、

木香　訶梨勒煨用皮　臭樗株皮微炙

木賊　黄連去須微炒各半兩

右件藥擣細羅為散、每服以粥飲調下

半錢、日三四服、量兒大小、以意加減、

聖惠、治小兒久赤白痢、腹內疞痛、全不思食、漸至困羸、肉荳蔻散方、

肉荳蔻三枚，去殼 青橘皮湯浸，去白，麩焙

黄牛角䚡炙令微焦 當歸

地榆 厚朴去麁皮，塗生薑汁，炙令香熟

黄連去須，微炒，各半兩 乾薑一分，炮裂，剉

右件藥擣、細羅為散、每服以粥飲調下半錢、日三四服、量兒大小、臨時加減、

聖惠、治小兒久赤白痢不止、腹痛、龍骨圓

方、

白龍骨　黃連去須微炒　黃蘗微炙剉

木香　訶梨勒煨用皮各乙分

胡粉三錢炒微黃　白礬燒令汁盡　乾薑炮裂剉

當歸剉微炒各半兩

右件藥擣羅為末、煉蜜和、圓如菉豆大、每服以粥飲下五圓、日三四服、量兒大小臨時加減、

聖惠又方、

赤石脂半兩　鹿角屑　薏苡仁微炒

附子（炮裂去皮臍） 黃連（去須微炒） 地榆（各一分）

右件藥擣羅為末，煉蜜和，圓如菉豆大，每服以粥飲下五圓，日三四服，量兒大小，臨時加減。

嬰孺治小兒寒痢泄，腹痛嘔逆，附子圓方。

附子（炮裂去皮臍） 乾薑（各一分） 黃連 龍骨 海蛤 雲實（炒各乙分）

右為末，蜜圓，四五十日兒，胡豆大二圓，日三服，夜二服，一歲兒小豆大二圓，量之與服。

錢乙小香連圓治冷熱腹痛水穀利滑腸方、

木香　呵子肉各乙分　黃連半兩炒

右為細末、飯和圓菉豆大、米飲下十圓、至三五十圓、頻服之、食前、

張渙順胃丹方、治泄利蟲煩腹痛、

高良薑　乾漆　肉桂各乙兩

白术炮　肉荳蔻仁各半兩

右件擣、羅為細末、白麪糊和、圓如黍米大、每服十粒、粟米飲下、量兒大小加減

張渙建中丹方、治泄注不止、腹痛多啼、

胡椒　蓬莪茂　肉荳蔻各半兩

全蝎一分

右件為細末、白麪糊和、圓如黍米大、每服十粒、米飲下、

九籥衛生固氣圓、療小兒脾胃虛怯、泄瀉腹痛方、

右用純大肉荳蔻壹枚劈破、填滴乳香一塊、用酵麪裹、慢火內煨、候麪熟為度、去麪不用、將肉荳蔻乳香同為細末、麪

糊和圓如菉豆大，每服二十圓，乳食前米飲下。

張氏家傳治小兒久痢腹痛，脫肛下血，聖餅子方。

神麴（乙兩）　膩粉（乙錢匕）

右件二味拌合令勻，後以雞子清調拌上件藥稀稠得所，捏作餅子，如錢大小，於火上炙令黃熟，每服一餅，於早晨空心同油餅喫之，後進飲少許。

氏家傳紫霜圓，治小兒久積，胷高羸瘦，

赤白痢疾、腹痛甚方、

丁頭大赭石半兩令煅伍遍醋淬伍遍　杏仁二七粒取霜

乳香　朱砂　木香各乙錢

宣連乙分去頭　輕粉半錢　麝香少許

肉荳蔻二箇麪裹炮　巴豆十粒取霜

右為細末、稀麪糊為圓、如此○大、每服七圓至十五圓、紫蘇飯飲吞下、

下利羸瘦第十四瀉痢同

巢氏病源小兒利後虛羸候、傷胃虛弱、受風冷則下利、利斷之後、脾胃尚虛、穀氣猶

少、不能榮血氣、故虛羸也、

聖惠夫小兒久痢羸瘦者、由因乳食不節、藏腑夙挾疳氣、腸胃冷熱不調、變而為下痢、經久不差、則脾胃虛弱、穀氣減少、氣血不榮、故令肌體羸瘦也、

外臺劉氏療小兒痢後虛、手足心熱、痢纔未斷、亦可服之方、

橘皮　生薑各三分

右二味切、以牛乳半升、煎取四合、去滓分溫服之

聖惠、治小兒久痢不斷、肌體羸瘦、食不消

桔梗圓方、

桔梗去蘆頭　神麴微炒各一兩　麥蘗

烏梅肉微炒　厚朴去麤皮塗生姜汁炙令香熟

白朮　人參去芦頭　赤石脂

黃芩　龍骨　桂心

甘草炙微赤剉各半兩

黃連一兩半去須微炒

黃雌雞骨一具淨洗去肉酒浸一宿炙令黃

右件藥擣、羅為末、鍊蜜圓如菉豆大、每

服以粥飲下五圓，日三服，量兒大小，加減服之。

聖惠治小兒久痢不差，羸瘦壯熱，毛髮乾焦，不能飲食，雄黃散方。

雄黃　蘆薈　青黛

朱砂　熊膽　麝香各細研

龍膽去蘆頭　黃連去須微炒　黃蘗微炙剉

當歸剉微炒　白芷　細辛

甘草炙微赤剉各一分　蚱蟬七枚去足

乾蝦蟆一兩塗酥炙令黃焦

右件藥擣細羅為散，入研了藥，更研令勻。每服以井華水調下半錢，日三四服，量兒大小，以意加減。

聖惠治小兒下痢不止，瘦弱，雞子粥方：

雞子（一枚） 糯米（一合）

右煮粥，臨熟破雞子相和攪勻，空腹入少醋食之。

張渙龍骨湯方，治小兒痢久成疳，漸漸黃瘦。

龍骨 訶梨勒皮（炮） 赤石脂（各半兩）

醋石榴皮炒黄 木香

史君子仁各乙分

右件擣羅為細末、每服半字至一錢、點

麝香湯調。

下利浮腫第十五瀉痢同

惠濟論、小兒痢差後、遍身腫候歌、宜與桐氣散方在後

冷痢日久失醫治、遍身浮腫却如吹。

脉洪是氣化為水、沉實還因積有之。

順氣腫消為上法、氣平兩日定多尿。

莫交食飽還憂滯、此疾元因積損脾、

惠濟論、塌氣散方、

茴香　白牽牛　甘草各炒

木香已上各壹錢

右為末、每服半錢、紫蘇湯下、

王氏手集、止渴聖效散、治小兒因吐利氣虛、津液減耗、生痱煩渴、飲水不休、面腫脚浮、腹大頭細、小便利白、全不喫食方、

乾葛　白芷各二兩一兩炒黃一兩生用

細墨二兩火煆過一兩生用

黄丹二兩，一兩炒紫色，一兩生用

右同為細末。每服半錢，倒流水調下。

幼幼新書卷第二十八

幼幼新書

二十九

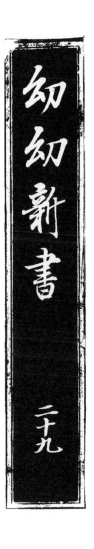

幼幼新書卷第二十九 滯痢赤白十二門

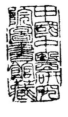

休息痢第十
蟲痢第十一
脱肛第十二

八痢第一

茅先生小兒生下周歳上至十歳以前有中痢疾分八種各逐一有説赤痢藏腑積熱白痢藏腑積冷傷積痢其糞内一半似土色本因食所傷驚積痢其糞夾青滓色因驚候不曾取下驚積至此脊瀝痢時下五色不定不喫食又名五花閉口痢此

五藏積毒孔竅不閉，藥毒痢，所出如魚腦漿，本因患痢久而成，醫人下藥不對，故名藥毒積痢。鎖口痢，痢都不下食，常引水喫，秋後脾虛，又名調泄瀉，凡治得痢又瀉，治得瀉又痢，此是大腸滑脾虛熱，又名藏中有積毒而成。熱毒風毒痢，所出痢如青草汁，又或如赤豆汁，時々自滴瀝出，乃脾家受風熱毒而成，此般痢十中無一生，係惡候。

右八般痢，如見不問色數，先用匀氣散，方見胃氣不和門中次醒脾散，有二方，一方見胃氣不和門中，一方見慢脾風門中香連丸、乳香散調理二日、二方並見一切泄瀉門中漸有黃下來時、便下褊銀丸一服、方見積瀉門中取下痢積三五行、再用勻氣散、醒脾散調平其氣、後常服香蓮丸、方見一切泄瀉門中夾調中飲與服、即愈、方見胃氣不和門中如見大渴、都不進食、口內生瘡、鼻乾燥肚膨、死候不治、

漢東王先生家寶小兒八痢者、皆因八邪而生也、或冷熱不勻、風熱入藏則為痢也、熱痢則赤、冷痢則白、冷熱相加、則雜赤白

色、食痢則酸臭，驚痢則青，脾痢則喫食不消化，時行痢則有血，疳痢則膿瀉不時，此是八痢也。

五關貫真珠囊小兒八般痢候：一白膿痢，二魚腦痢，三五色痢，四血瘕痢，五水瀉痢，六腹肚痢，七瘕積痢，八赤白痢。

茅先生小兒入痢不治死候歌：

痢頻都不食，腹脹喘還麤，
下糞全如墨，渾身熱渴俱。

一切痢第二

聖惠、夫小兒一切痢者、由痢色無定、或水穀、或膿血、或青黄、或赤白變雜無常、相兼而下也、此皆乳哺不調、冷熱交互、經久則脾胃虚弱、速滯不差、令肌體羸瘦也、

嬰童寶鑑、小兒痢、為腸胃中冷熱相擊、經絡澁滯而為痢、熱多即赤、冷多即白也、

嬰童寶鑑痢疾死候、痢頻不食、腹脹喘急、下糞黑、體熱渴、

惠眼觀證、赤白滯痢、且以平胃丸、方見噦逆門中參苓散、方見胃氣不和門中醒脾散喫、方見吐和門中三日

内痢變黄糞、成大糞、即量大小肥瘦、下鮓湯丸取之、（方見急慢驚風門中）次調氣、下參苓散、即用痢藥、下阿膠散、（方見赤白痢門中）香連丸、（方見利瀉不止門中）夾平胃醒脾溫和藥調理、或見大瀉不進食糞不變、下青血汁、即謂之傳赤白滯滯經二七日、乃鎖口痔痢而死、泛常患痢、便可以阿膠香連治之亦得、若三四分夾糞須用通利如等時時只一點兩點來、又治兼並不進食、此亦難治、

嬰童寶鑑 小兒諸痢歌、

小兒痢下有多般、不得將來一例看、
冷痢有時青與白、或如丹色赤相干、
熱侵經絡為鮮血、虫毒為傷下紫肝、
腸虛日有如膏血、渴甚仍如藏腑乾、
脾弱遍身成腫滿、熱衝肝膽翳漫漫、
更有脫肛爭忍視、急求名藥使平安、

【玉訣】小兒瀉痢積熱候歌、

小兒瀉痢胃家傷、冷熱傳脾損大腸、
胃氣失和寧化穀、邪攻變盡自非常、
夫小兒瀉痢先須調氣、次服痢藥、如是

蠱毒、須看虛實用藥取之、更調胃氣、

顱顖經、治孩子初患諸色痢、乃微有癖氣、

右用枳實、不限多少、炒令黑、擗破看內外相似為散、空心米飲下半錢、以歲加減服之、忌如常、

葛氏肘後、徐王神效方、三歲小兒痢、或赤白穀、冷熱不調、

右用鷄子一枚、破其頭如粟米大、出黄白於甌中、和胡粉如皂莢子大、研令極勻調、還內殼中、糊頭蒸令熟、以餵兒、取

差止、嬰孺治赤白痢、又治膿血痢、

劉氏肘後療小兒痢方、日夜數十行者、

右用鷄子一枚破、取白半鷄子、和釅醋

攪如白酒、煎如稀餳、勿使乾、乾即難嚥、

灌訖勿令吐、前後兩度服之、稍有效驗、

千金駐車丸、治大冷洞痢、腸滑下赤白如

魚腦、日夜無節度、腹痛不可堪忍者方、

黃連六兩　乾姜炮二兩　當歸

阿膠各三兩

右四味末之、以大酢八合、烊膠和之、併

手丸如大豆許，乾之，大人飲服三十丸，小兒百日以遂三丸，朞年者五丸，餘以意加減，日三服。

仙人水鑑，小兒秋夏痢不止神方，

乾漆　蝦蟆各三分　砒霜一分，煮

黄丹熬　蜀葵花　遠志

黄監陶隱居云，北海監黄草，粧粗，以作魚鮓，及鹹死，

滑石各二分　乾蚯蚓一条，生用

右並為末，同研令細，飯丸如麻子大，患深者不過五服，以冷水下一丸至二丸，

仙人水鑑、孩子生下一日、患乳痢白膠方、

乳母寒氣侵、兒病痢加深、
仙人有神法、先使水林檎、
湯煮白羊肉、充餐力自任、
乳母一飽食、兒病不能臨、

右取水林檎、不計多少、槌碎、以水煑白羊肉食之、兒痢疾立可、

仙人水鑑、治小兒八般痢、七寶散方

鵓鴿糞 二錢取白 夜明砂 好者 槐花
朱砂 研各一錢 白美 白礬 各半錢

右為末入射香一字研勻每服一錢水一盞煎四分溫喫忌毒物

孫尚藥治丈夫婦人小兒痢方 几

木香（一塊方圓一寸） 黃連（半兩）

右件二味水半升同煎乾去黃連只薄切木香焙乾為末三服第一橘皮湯第二陳米飲第三甘草湯調下此乃李景純傳有一婦人久患痢將死夢中觀音授此方服之遂愈

陳藏器止小兒痢方

右用鷄子和蠟、作煎餅、與小兒食、止痢、

陳藏器治痢方、

右用生鷄子一箇、連紙一幅、有肉烏梅十箇、取鷄子白攤遍連紙日乾、摺作四重包、撮烏梅安熨斗中、用白炭火燒、煙欲盡取出、以盞梡盂覆、候冷研令極細、入水銀粉少許和匀、如大人患、分為二服、小兒分三服、不拘赤白痢、空心井華水調服、如覺藏腑微有疎利、不須再服、

食療小兒大人痢方、

右用烏賊魚骨、炙令黄、去皮細研成粉、粥中調服之良、

子母秘録、治小兒痢方、

右用林檎子杵取汁服、以意多與服、差、

孟詵小兒患秋痢方

右與蟲棗食、良、

孟詵又方

右用醂柿澀下焦、建脾胃氣、消宿血、作餅及餻、與小兒食治、秋痢之又研柿、先煮粥欲熟、即下柿、更三兩沸、與小兒飽食、

并妳母喫亦良、

圖經、止下痢、

右用黃柿和米粉、作糗蒸與小兒食之

止下痢、

聖惠治小兒一切痢不差、腹痛羸瘦、不欲

飲食、當歸散、

當歸 剉微炒　阿膠 擣碎炒令黃燥　黃芩

龍骨 各三分　人參 半兩去芦頭　甘草 一分炙微赤剉

右件藥擣、細羅為散、每服以粥飲調下

半錢、日三四服、量兒大小、加減服之

聖惠治小兒一切痢不差、腹痛多渴、人參散方、

桔梗去芦頭　當歸剉微炒　地榆微炙剉各三分

人參去芦頭　艾葉微炒　黄耆剉各半兩

烏梅肉一分微炒　龍骨一兩

右件藥擣麤羅為散、每服一錢、以水一小盞、煎至五分、去滓、不計時候、量兒大小、分減溫服、

聖惠治、小兒一切痢不差、脾胃氣弱、飲食全少、腹脹無力、木香散方、

木香　黄連去須微炒　桃白皮微炙剉各半兩

射香一錢細研　白礬二兩燒令汁盡　龍骨三分

右件藥擣細羅為散，不計時候，以粥飲調下半錢，量兒大小，以意加減。

聖惠治小兒一切痢不差，青金散方

定粉二兩　白朮一分　訶梨勒皮一分

黄丹　白礬灰　白龍骨各半兩

右件藥擣，羅為末，用棗一升去核，共藥都搜作團，入瓷罐內盛，燒令通赤，取出細研為散，每服以粥飲調下半錢，日三

四服、量兒大小、加減服之、

聖惠、治小兒一切痢不差、黄丹散方、

黄丹　莨菪子　黄明膠各半兩

青州棗三十枚去核

右件藥擣為、一團燒、令通赤、放冷擣細、羅為散、每服以米飲調下半錢、日三四服、量兒大小、加減服之、

聖惠、治小兒一切痢不差、日夜度數無常、密陀僧散方、

密陀僧細研　定粉　黄丹各微炒

龍骨各一分

右件藥擣，細羅為散，每服以粥飲調下半錢，日二四服，量兒大小，加減服之

聖惠，治小兒一切痢不差，鹿角散方，

鹿角一兩　定粉　蜜陀僧

黄丹　白礬各半兩

右件藥入餅内，燒令通赤，放冷取出，細研為散，每服以粥飲調下半錢，日三四服，量兒大小，加減服之

聖惠又方，

定粉　　砒霜各一分

右件藥同研為末、以麵糊和、丸如黍米大、每服以冷漿水下二丸、量兒大小、以意加減、

聖惠、治一切痢諸藥無効、宜服此方

巴豆七枚去皮心油　深色燕脂三錢

右件藥先研巴豆為末、次入燕脂同研令細、煮棗肉和、丸如黍米大、每服以冷粥飲下三丸、小兒一丸、忌食熱物、

聖惠治小兒下痢日夜數十行、漸至困弱、

黍米粥方、

黍米一合　鷄子一枚　黄蠟半兩

右煮粥、臨熟下鷄子蠟、攪令匀、空腹食之、

嬰孺、治小兒實下痢、細辛湯方、

大黄四分　細辛一分　黄芩

甘草炙各三分

右以水三升、煮八合爲三服、去五里久再進、

嬰孺治小兒下痢方、

龍骨　乾姜　當歸

鹿茸　附子炮　礬石燒各二分

黄連七分

右為末、蜜丸大豆大、五丸、日三服、大効、

嬰孺治半歲兒滯痢方、

龍骨　乾姜各二分　附子一分炮

甘草

右以水三升、煮一升二合、頓服半合、日三服、

嬰孺治小兒身羸瘦滯痢、已服自下湯罷、

其痢未斷，薤白豉湯方。

薤白十二莖　豉熬湯　梔子仁各五合

右以水一升，煮八合，一歲為三服，三四歲再服，二百日以下為四服。一云無梔子。◎

嬰孩孺治少小下痢方。

人參　黄芩　甘草炙

乾姜各二分

右為末，蜜丸如小豆大，五丸，日三服。

嬰孺治小兒諸痢方。

右用羊骨燒研為末，飲調方寸匕，日二服，差。

嬰孺又方：

右用黃連二兩，水二升，煎二合，去滓，内犀角末四分，再煎取一合，更内射香末一分，早午晚各服一鷄子許，神驗大効。

嬰孺治小兒痢，欅皮飲子方：

梁州欅皮分　桔梗

茯苓各八分　粟米二合

右以水五升四合，量兒大小，以意加減。

嬰兒、治小兒下痢已、服龍骨湯不已、宜此女萎丸方、

女萎　黃蘗各一兩　附子三分，炮

黃連五分　乾姜四分

右為末、蜜丸大豆大、一服十丸、日三服、夜一、稍加至十五丸、

嬰孺、治小兒痢、子芩湯方、

子芩二十分　竹葉八合，切　甘草

黃蘗各四分　女萎　知母各六分

枳殼八分

右以水三升、煮一升、一歲兒分服、

惠眼觀證、胡黃連丸、治痢方、

胡黃連　呵子內炮秤二錢　朱砂一錢半

右為末、爛飯為丸、如此○大、每服七丸至十丸、隨大小、甘草姜湯下、

劉氏家傳、小兒痢方、

右用黃蠟鎔、以黃丹調赤為度、丸菉豆大、每服七丸、烏梅甘草艾葉煎湯下、

張氏家傳、金匱丹、治大人小兒、老人產婦、應有寒熱藏腑之疾、服之神效、西京龍門

奉天寺主合此藥、云是異國神僧傳授、

朱砂半两飛研極細

黃丹二两半炒黑色

乳香七錢新水研細紙箱炭毛上乾之

木鱉子大者十枚燒焦黑色去皮

白膠香四錢不雜偽者

砒霜

硝石各三两月研瓷合以赤石脂封固口縫再以鹽泥紙筋固濟候乾用灰火燒通赤候令取藥其藥如雪玉謂之煅林玉株此一藥中唯此神異過度錬家謂之用砒不用砒之說此是也一料用一两六錢

巴豆棟大者去皮心膜出油

杏仁大者去皮尖炒研各七十枚

右研極細勻，以黃蠟一兩三錢鎔，和為劑，要服旋丸，以全藥力，每服三丸，如菉豆大，臨臥漿水湯下，未效，連日服，三服必效，更看老小虛實，加減大小也。

張氏家傳纏金丹，治一切痢下積聚，老少不拘，並不疎動，極有神效，一名朱砂膏方。

辰砂一兩，別研極細　硇砂明淨無石者一兩，別研極細，一方用半兩

右先取肥者巴豆七十箇，去皮，用黃蠟十棗大，同煎焦黃色，取出不用巴豆，將前藥二味，與蠟攪勻，放稍冷，和成鋌子。

如有患、旋丸如大人豌豆大、每服二丸、温漿水吞下、如赤白痢、乾姜甘草湯下、驟瀉新水、下赤痢冷、黄連湯下、白痢艾湯下、皆臨卧服二粒、小兒麻子大、更看大小、臨時加减服之、

張氏家傳、衮金膏、利胷膈、化痰、取虚中有積聚、腹急痛、裏急後重、欲作惡痢、及小兒停食發熱、糞白鮓臭、嘔吐酸水、下痢積膿、穀食不化、全不美食、止瀉痢方、

朱砂半兩細研　粉霜　硫黄

硇砂 各一錢 砒霜 消石 各半錢

膩粉 二錢 腦射 各半字

右件研細、用巴豆半兩黄明者、去殼心膜、研如麪、和前藥令極勻、黄蠟三分鎔和、後用重湯内煮三兩沸、捜成丸、用金箔裹着、旋丸小麥大、五粒至七粒、取積漿水送下、化痰姜湯下、瀉痢米飲下、小兒丸如麻子大、每服三五粒、

莊氏家傳治瀉痢補脾木香丸方

黄連 一兩去須剉如大豆大吳茱萸一兩同炒令焦黄色去茱萸

肉豆蔻二箇　木香一分

右為末，蒸餅為丸，如梧桐子大，用麵糊亦得。水瀉赤痢，用米飲下二十丸；白痢，厚朴湯下。小兒丸如許○大，服十丸。

莊氏家傳如聖丸，治大人小兒冷熱瀉痢腹痛，米穀不消，膿血赤白，並療之方。

乾姜炮　槐花炒，各一兩　宣連半兩，去毛

右為末，麵糊為丸，如菉豆大。大人三十丸，小兒七八丸，看歲數加減。如常瀉澀水下，赤多米飲下。

莊氏家傳治小兒痢，阿膠丸方。凡

阿膠　茯苓　黃連

右各等分為細末，以飯為丸，曬乾，空腹米飲下三十，或五十丸。

孔氏家傳小兒痢方。几

宣連生　陳米各一兩　木香一分，同米炒

右為末，以米糊為丸，如大麻大，每服十五丸，米飲下。

孔氏家傳治小兒痢方。

陳橘皮炒　黃連　烏梅肉

右等分爲末，陳粟米爲丸，米飲下五十丸。

王氏手集：當歸黄連丸，治身體壯熱，煩渴下痢，赤白相雜，後重腹痛，晝夜無度，小便澀少方。

芍藥　當歸　黄連

黄蘗

右等分爲細末，麵糊爲丸梧子大，每服十丸至二十丸，温米飲下，食後。

吉氏家傳：治一切痢，青金散方。八

定粉二兩　黄丹　白礬煅

龍骨各半兩　白朮一分　訶子皮二十箇

右件末、乾棗一升去核、爲一處、作團子、於罐子中用火、先文後武、燒青色爲度、研細、米飲下一錢、血多入黄連少許、小兒半錢、又一方、入莨菪子豬膽丸、尤妙、

吉氏家傳治諸般痢方、

訶子皮　蜜陀僧各一兩

巴豆二十粒去皮油

右件末、以醋二升半熬一伏時、柔熟於

堝合内凝定，丸如菉豆大，每服三丸，空心米飲下，休息痢米飲下，赤痢甘草水下，白痢乾姜湯下。

吉氏家傳，治一切痢，青金散方。

黄丹　莨菪子　胡粉炒各半錢

棗子十箇

右一處擣作團，燒令通赤，取出冷，研細，空心米飲下半錢。

長沙醫者丁時發傳，治小兒痢方。

龍骨　黄丹　定粉

豬指甲子各等分

右四味，餅罐泥封口，大火煆紅細研，服半錢，一字，米飲調下。

長沙醫者鄭愈傳，治小兒痢方。

呵子三箇　龍骨　烏魚骨

黃丹醋炒各一錢

右為末，每服半錢，米飲調下。

長沙醫者鄭愈治小兒痢，針頭丸方。

巴豆　杏仁去皮尖各四十九箇

右用鐵線串，燈焰上燒，不存性，研細，用

黄蠟二錢、燈上鎔、汁入藥、和為劑、如粟米大、每服七丸、小兒三五丸、新汲水吞下、

長沙醫者鄭愈傳、五仙丹、治痢方、

杏仁　巴豆各四十五粒，針頭上並燒存性

砒霜一錢，研　膩粉各二錢　百草霜半兩

黄蠟一兩

右件同研勻、熬黄蠟為劑、旋丸如黄米大、白湯下、不計時候、

長沙醫者鄭愈傳、治瀉痢方

胡椒　萊豆各四十五粒　黃丹半錢，飛

巴豆七粒，去皮心膜，出油

右件為末，入少麵糊，丸如黃米大，每服十丸，烏梅甘草湯下。

冷痢第三亦名白痢

巢氏病源小兒冷痢候，小兒腸胃虛，或解脫遇冷，或飲食傷冷，冷氣入於腸胃而痢，其色白，是為冷痢也。冷甚則痢青也。

漢東王先生家寶，瀉痢病證并方，嬰孩小兒，春傷於風，因衣服解脫，為風冷所傷，藏在肌肉、至夏因飲食居處不調、又被風冷乘之、以入腸胃、先後重則下痢也、其冷氣盛則頻下、宜進元黄散二三服、及下金鏁散二三服、如痢下後重、腹肚腸胃攪痛則進雄朱散二三服、三方並見本門

張渙謹按、小兒脾胃久不和、食入不消、冷熱不均、其氣入於腸間、變為痢也、若冷氣搏在腸間、津液凝則痢白、

石壁經三十六種內白痢候歌

一瀉時々要水漿、面珠流出汗生光

四十八候、此一句云、
面上微紅、臉淡光、
騰騰眼慢常如睡、四十八候此一句云、眼慢騰々多爍
渴、腹內(内)幾同被物傷、
努咽大腸多發痛、不思飲食面瘦黃、
髮焦眼碧涼浸耳、變色三朝定必亡、
白痢變黑四十八候
云變色三朝定脫腸
此因驚傷寒毒物所致、此瀉久作渴甚、
則腹痛面黃或青或黑、満面則不治、其
治當分水穀調氣止痢、
小兒形證論四十八候、白痢候歌、一同、後

云此候須有積渴水瀉久腸胱虛弱特不可取只與解脾痢藥若實徵與取後匀氣

葛氏肘後徐王神效方三歲患冷痢

右用附子一枚炮水五升合煮鷄子一枚令熟以哺兒差

千金治小兒冷痢方

右用蓼菜擣汁量大小飲之一作芥菜

千金又方

右用擣蒜傅兩足下

外臺廣濟療小兒客冷白痢方

人參六分　厚朴炙　甘草炙各四分

茯苓　桔梗各五分

梁州欅皮八分炙

右六味切，以水三升，煮取一升，量大小可一合為度，以差止，忌如常法。

聖惠治小兒冷痢腹痛，四肢不和，飲食全少，漸至羸瘦，木香散方。

木香　白术　乾姜炮裂剉各一分

厚朴去粗皮塗生姜汁炙令香熟　龍骨

當歸剉微炒　訶梨勒煨用皮各半兩

右件藥擣羅為散，每服一錢，以水一小盞，入棗二枚，同煎至五分，去滓，不計時候，量兒大小，分減溫服。

聖惠治小兒冷痢腹痛，當歸散方。

當歸（剉，微炒）　赤石脂　龍骨（各一兩）

黃連（去須，微炒）　桂心　人參（去蘆頭）

乾姜（炮裂，剉）　白頭翁（各三分）　甘草（二分，炙微赤，剉）

附子（半兩，炮裂，去皮臍）

右件藥擣粗羅為散，每服一錢，以水一小盞，煎至五分，去滓，放溫，不計時候，量兒大小，分減服之。（嬰孺治周歲兒赤白痢方同，云大患冷者。加牡蠣三分，去白頭翁。）

聖惠治小兒冷痢腹痛不止，龍骨散方。

黃連（去須，微炒） 甘草（炙微赤，剉） 龍骨（各一兩）

乾姜（炮裂，剉） 當歸（剉，微炒。各三分）

右件藥擣羅為散，每服一錢，以水一小盞，煎至五分，去滓放溫，不計時候，量兒大小分減服之。

聖惠治小兒冷痢腹痛，面無顏色，四肢瘦悴，不欲飲食，丁香散方。

丁香　當歸剉微炒各一分　人參去芦頭

白术　厚朴去粗皮塗生姜汁炙令香熟　白石脂一两

草荳蔻去皮各半两

右件藥擣、細羅為散，以粥飲調下半錢，日三四服，量兒大小，加減服之。

聖惠治小兒冷痢多時不斷，艾葉散方

艾葉微炒　黃連去須微炒　木香各半两

當歸剉微炒　訶梨勒煨用皮　龍骨各三分

乾姜一分炮裂剉

右件藥擣細羅為散，每服以粥飲調下

半錢，日三四服，量兒大小，以意加減。

聖惠治小兒冷痢，下青白色物如魚腦，痛多時不斷，吳茱萸丸方：

吳茱萸湯洗七遍，焙乾，微炒　乾姜炮裂，剉

附子炮裂，去皮臍　當歸剉，微炒　木蘭皮剉

厚朴去粗皮，塗生姜汁，炙令香熟　白朮微炒

白頭翁　黃連去須，微炒　黃蘗微炙，剉

石榴皮剉碎，炒令微焦，各半兩　赤石脂一兩

右件藥搗羅為末，鍊蜜和搗二三百杵，丸如菉豆大，三歲兒以粥飲下五丸，日

三四服，量兒大小，臨時加減。

聖惠治小兒冷痢，諸藥無效，乳香丸方。

乾薑 炮裂，剉 乳香 各一分 地榆 微炙，剉

訶梨勒 煨，用皮，一兩 赤石脂 各半兩

右件藥，擣羅為末，粟米飯和，丸如菉豆大，每服以粥飲下五丸，日三四服，量兒大小，加減服之。

聖惠治小兒冷痢，日夜數十行，附子丸方。

附子 一枚，炮裂，去皮臍 訶梨勒 煨，用皮

甘草 炙微赤，剉，各一分 白礬 三分，燒令汁盡

右件藥擣，羅為末，煮飯和丸，如菉豆大，每服以粥飲下五丸，日三四服，量兒大小，加減服之。

聖惠治小兒冷痢，百藥無効，醋石榴皮散方。

醋石榴皮（一兩，剉碎，炒令微焦）　硫黄（一分）

右件藥擣，研為細散，每服以粥飲調下半錢，日三四服，量兒大小，加減服之。

聖惠又方。

訶梨勒（一兩，煨，用皮）　桂心

赤石脂各半兩

右件藥擣羅，為末，鍊蜜和，丸如菉豆大。每服粥飲下五丸，日三四服，量兒大小加減服之。

聖惠治小兒久患冷痢，脾胃冷極，致大腸滑泄不絕，射香丸方。

射香一分，細研 鹿茸一兩，去毛，塗酥炙令黃

右件藥擣羅，為末，煮棗肉和，丸如菉豆大。每服以粥飲下五丸，日三四服，量兒大小，加減服之。

聖惠又方、

當歸半兩剉微炒　大蒜一顆

右擣當歸細羅爲末、燒蒜熟和、丸如菉豆大、每服以粥飲下七丸、日三四服、量兒大小、加減服之、

聖惠治小兒冷痢多時、宜服此方、

右用川椒三分、去目及閉口者、微炒去汗、擣羅爲末、鍊蜜和、丸如菉豆大、每服以粥飲下五丸、日三四服、量兒大小、加減服之、

嬰孺、治五六歲兒冷痢方、几

當歸　黃連　龍骨各四分

赤石脂　厚朴炙　乾薑

醋石榴皮各二分

右切、以水三升半、煮一升六合、為四服、相去一炊久服、

嬰孺、治小兒調中止痢、去冷進食、人參丸方、

人參　半夏洗　茯苓

乾薑各半兩

右為末，蜜丸。一歲麻子大，二歲小豆大，二丸，日三服。

漢東王先生家寶治嬰孩小兒冷氣盛則頻下，宜元黃散方。

訶子炮去核二錢 海螵蛸 龍骨 定粉 黃丹用銀鍋子同定粉一味煅令紅如無銀鍋子則用瓷罐煅各一錢

右為末，每服嬰孩一字，二三歲半錢，紫蘇米湯調下，一日三服。

漢東王先生家寶治嬰孩小兒冷痢，金鏁

散方

官桂 半兩去粗皮，姜汁炙

黄連 一分，用茱萸同炒，去茱萸不用，只用黄連。

右為末，每服嬰孩一字，二三歲半錢，紫蘇木瓜湯調下，一日三服。

漢東王先生家寶，治嬰孩小兒腸胃虚冷，下痢頻併，日夜疼痛，不可忍，雄朱散方。

雄黄 一分，細研，水飛過　乳香 細研

白礬 煆，各一錢

右為末，每服嬰孩一字，二三歲半錢，陳

米飲調下、一日三服、

張渙玉脂散、治冷痢大便色青、甚則有膿方、

白石脂　當歸（洗焙乾）　丁香

白术（炮各一兩）　草荳蔻（去皮）

厚朴（生姜汁製各半兩）

右件擣羅為細末、每服半錢、以粥飲調下、量兒大小加減、

張渙艾湯、治白痢方、

艾葉（微炒）　當歸（各一兩）　乾姜（炮）

木香　訶梨勒皮（炮，各半兩）

右件擣羅為細末，每服一錢，水八分一盞，入粟米少許，煎至五分，去滓溫服，食前。

假漁醒脾丹，治便醒頻數方。

附子（一枚重半兩，炮裂去皮臍）　赤石脂

川姜（炮）　訶梨勒皮（各一兩）

右件擣羅為細末，粟米飯和丸黍米大，每服十粒，粥飲下，乳食前。

假漁養藏湯，治白痢頻併方。

當歸洗焙乾　烏梅肉炒乾　乾姜
黃耆　白朮炮　龍骨各一兩
右件擣羅為細末，每服一錢，水一小盞，
生姜粟米各少許，煎至五分，去滓溫服，
乳食前，量兒大小加減。

患眼瀏証，茱萸丸，治小兒白痢，凡患痢見
上焦虛熱，生瘡，下成冷毒，宜服之。
茱萸三錢炒令黃　呵子仁炮取肉一錢　乳香半錢
右除乳香別研外，並為末，再研令極勻，
細，以爛飯為丸，如此●大，朱砂為衣，飯

飲吞下七丸至十丸，大小加減服，若藥後見生瘡疥，即減退丸數，嬰阿膠散兼服妙。方見赤白痢門

聖惠灸法，小兒秋深冷痢不止者，灸臍下二寸三寸間動脉中，三壯，炷如小麥大。

熱痢第四 亦名赤痢

巢氏病源小兒熱痢候，小兒本挾虛熱，而為風所乘，風熱俱入於大腸，而痢為熱，非是水穀而色黃者為熱痢也。

巢氏病源小兒赤痢候，小兒有挾客熱入

於經絡、而血得則熱流散於大腸、腸虛則泄、故赤痢也、

石壁經三十六種内赤痢候歌、

赤痢先看不鬧

唇紅面赤瘡穿口、一云唇白唇紅瘡滿口、

一日之間痢回滴瀝腹中加刺痛、難餐胃閉飲食乖、

此時脾熱一云脹痿因云極、

請細消詳妙藥材、

此此是熱積所致也、當去其積涼胃調氣、

進飲食、治痢慎勿令藥大熱、熱則發汗則

作腫多困也、

小兒形證論四十八候赤痢候歌一同、後

云、此候醫人將熱藥與服、至目閉唇紅不

通飲食、或下血痢至損命、切不得用熱藥、

宜服開胃解脾毒藥、如此調治、三五日、即

安、

葛氏肘後、治赤痢下膿、小兒得之三日皆

死方、

赤石脂一斤　乾姜一兩　粳米一兩

右水七升、煮去滓、服三合、量兒大小、增減七合止日三服、

千金、治小兒熱痢方、

右煮木爪汁飲之、

千金、治少小熱痢不止、梔子丸方、

梔子七枚　黄蘗三分　黄連五分

礬石四分　大棗四枚炙令黑

右五味末之、蜜丸如小豆大、服五丸、日三夜一服、不知稍加至十丸、

仙人水鑑、孩兒一月之内、下痢如血方、

急須求取黃雌鷄、大腹煎湯煮莫疑
更取牙銷一兩末、充餐立救乳前兒
外臺、古今錄驗療小兒熱痢、子芩湯方、
子芩十二分 知母 女萎各六分
竹葉切八分 黃蘗 甘草炙各四分
右六味切、以水貳升、煮取一升分服、甚妙、
圖經、治熱毒下痢方、
右用蜀葵葉炙、與小兒食、
聖惠、治小兒熱痢腹痛、心煩口乾、小便赤

黄、不欲飲食、梔子仁散方、

梔子仁　當歸（剉微炒各半兩）　黄蘗

地榆（各三分微炙剉）　黄連（一兩去須微炒）

右件藥擣、細羅為散、每服以粥飲調下半錢、日三四服、量兒大小、加減服之、

聖惠、治小兒熱痢、煩悶腹痛、面黄體瘦、宜服犀角散方、

犀角（屑）　黄芩　地榆（微炙剉）

甘草（炙微黄赤剉各半兩）　赤芍藥

黄連（去須微炒）　知母　葳蕤（各三分）

右件藥擣粗羅為散每服一錢以水一
小盞煎至五分去滓量兒大小日三四
度分減溫服

聖惠治小兒熱痢体瘦口乾煩躁不欲乳
食菰蔣根散方

菰蔣根　白茯苓　知母
黃芩　地榆微炙剉　甘草炙微赤剉
黃蘗微炙剉各半兩　人參去芦頭三分　赤石脂一兩

右件藥擣粗羅為散每服一錢以水一
小盞煎至五分去滓不計時候量兒大

小小分減服之。

聖惠治小兒熱痢腹痛心煩不欲飲食地榆散方。

地榆（微炙剉）三分　黃連（去須微炒）　人參（去蘆頭）

赤芍藥　杏仁（湯浸去皮尖雙仁麩炒微黃各半兩）

赤石脂一兩

右件藥粗羅為散，每服一錢，以水一小盞，煎至五分，去滓，不計時候，量兒大小分減服之。

聖惠治小兒熱痢腹痛壯熱心煩不欲飲

食、四肢瘦弱、子芩散方、

子芩一两　知母　女萎各三分

黄蘗微炙剉　甘草炙微赤剉　赤芍藥各十两

右件藥擣粗羅為散、每服一錢、以水一小盞、入竹葉七片、煎至五分、去滓、不計時候、量兒大小、分減溫服、

聖惠治小兒熱痢、但肚壯熱多渴。面痢不止、

烏梅散方、

烏梅二枚微炒去微　黃連去須微炒　藍葉各一分

犀角屑　阿膠擣碎炒令黃燥

甘草（炙微赤剉，各半兩）

右件藥擣粗羅為散、每服一錢、以水一小盞、煎至五分、去滓放溫、不計時候、量兒大小分減服之。

聖惠、治小兒熱痢、壯熱吐乳、熊膽散方、

熊膽　蚺蛇膽（各半兩）　黃連（去須微炒三分）

沒石子（一枚）　乾馬藍菜　犀角（屑各一兩）

右件擣細羅為散、一二百日兒、每服用新汲水調下一字、二三歲、每服用新汲水調下半錢、空心午後各一服、

聖惠治小兒熱毒下痢如魚腦白頭翁散方

白頭翁半兩　黃連一兩半，去須，微炒

醋石榴皮一兩，微赤，剉

右件藥擣麤羅為散，每服一錢，以水一小盞，煎至五分，去滓放温服，不計時候，量兒大小，分減服之。

聖惠治小兒熱痢，全不欲乳食，身體壯熱，熊膽散方

熊膽一分　蘆薈三分　黃連半兩，去須，微炒

桔梗 一分 黄芩 三分 犀角 屑五分

右件擣細羅為散，二三歲兒，每服用水調下一字，五六歲兒，每服用新汲水調下一錢，空心午後各一服。

聖惠治小兒熱痢，腹肚作痛，羸瘦，内外蒸熱，毛髮焦疎，柴胡散方。

柴胡 去芦頭五分 黄連 去須酒炒五分

地骨皮 一錢

知母 三分鹽酒炒 甘草 炙微赤剉二分

女萎 三分

右件藥擣麤羅為散，每服二錢，以水一小鍾，煎至六分，去滓，不計時候，量兒大小分減服之。

聖惠治小兒熱痢，變成浮穜，多渴不進飲食，小便黄澁，木通散方。

木通 五分　黄芩 炒，五分

滑石 三分　赤芍藥 五分

車前子 三分

右件麤羅為散，每服一錢，以水一小盞煎至五分，去滓，不計時量大小分減服。

聖惠、治小兒生熱下痢、三味黃連湯方、

黃連二分　黃蘗五寸　阿膠指大

右以水三升、煎及一升、下膠化盡、溫服一雞子大、日進三服、

嬰孺、治小兒熱痢方、九

黃連　赤石脂　龍骨

黃蘗各一兩　人參　甘草

牡蠣煅各半兩

右為末、蜜丸小豆大、一歲五丸、日進三服、大人梧桐子大、一服二十丸、

嬰孺治、小兒熱痢不止、梔子丸方、

黃梔子仁三分　大棗炙　礬石燒各四分

黃連五分

右為末、蜜丸小豆大、五丸、日三、稍加之、

嬰孺治、小兒若熱痢不食、傷飽不乳、及百病并傷寒、下大黃湯方、

大黃　甘草炙各一兩

麥門冬去心一雞子大

右水二升、煮一斗、量兒歲與之服、

聖惠治、小兒卒下痢腹、中夾熱、赤石脂湯

方、八

赤石脂一两　黄連　石膏

甘草　龍骨　前胡

茯苓　肉桂各一分　芍藥二分

知母四分　棗四箇

右以水三升、煮一升二合、温服三合、日四五服、神效、勿冷服、

三十六種、治赤、痢、呵子散方、

呵子炮　肉荳蔻炮　甘草炙

右等分為末、每服半錢、飯飲下、

三十六種、治赤痢、乾姜湯方、

乾姜炮一分　大棗

山梔子各四箇並燒存性

右為末、粥飲調下半錢、

四十八候、治赤痢、開胃散方、

白术　茯苓　人參各半錢

石蓮子去皮殼心十箇

右為末、藿香湯下半錢、

四十八候、治脾毒痢方、

陳黑米一合　石榴皮半錢

阿魏少許　訶子一錢　龍骨末二錢七

右爲杏仁汁爲丸，麻子大，陳米飲下十丸。

長沙醫者鄭愈傳，犀角散，治小兒冷熱不調，四肢煩熱，啼叫不休，可思飲食，或時熱，痢方。

犀角屑九上焙一分　大黄裹煨　甘草炙各半兩

朴消淨者一兩

右件爲末，每服半錢，或一字，薄荷湯下，如候極驚不退，濃磨犀角水同煎湯下。

冷熱痢第五 亦名赤白痢

巢氏病源小兒冷熱痢候、小兒先因飲食有冷氣在腸胃之間、而復爲熱氣所傷、而腸胃宿虛、故受於熱、冷熱相交而變下痢、乍黃乍白、或水或穀、是爲冷熱痢也、

聖惠、夫小兒赤白痢者、由乳食不節、腸胃虛弱、冷熱之氣、入於腸間、變爲痢也、然而赤白者、是熱乘於血、血滲入腸內則赤也、若冷氣搏於腸、津液凝滯則白也、冷熱相交、赤白相雜重者、狀如膿涕、而血雜之、輕

者白膿上有赤脉薄血、伏如魚腦、亦謂之
魚腦痢也、
石壁經三十六種内赤白痢候歌、
鼻鼻梁面色脣如玉、此患本來非藏毒、
只是當時愛吃泥、一云喫茶
致使病成親手觸、此二句、在鳳髓經印云初因藏腑冷熱多、致使粰家不消穀、
臉白目胞垂青線、莫作常疾一般看、
只看伊家手足心、點點深紅若斑爛、
此病先當生胃氣、次去其積、亦分水穀

定渴即止、

小兒形證論四十八候、赤白痢歌、

赤白因積形如玉、鼻頭白色非常毒、
下藥冷熱不依方、致使大腸多結促、
臉白眼胞如青線、若作常疾觀不足、
定請看醫手足心、點點班紅如血衂、

此候冷熱不調、手脚心有點子紅赤色、
宜宣連丸、方見蠱痢門中

惠濟小兒赤白痢候歌、

痢冷為青熱帶紅、料因有積更兼風、

初時患渴常身熱、飲食全妨痢愈膿
閙胃但交調上膈、腹疼須與急攻、
重重熱渴無多日、為他脉息大浮洪、

顱顖經、治孩子赤白痢方、丸

阿膠　赤石脂　枳殼麸炒
龍骨　呵子炮半熟去核各半兩
白朮一分

右為末、一歲二歲、空心米飲下半錢、

本草、治小兒赤白痢方、

右用乳腐細切、如豆麵拌、醋漿水煮二

十餘沸、小兒患服之彌佳、

外臺、救急療赤白痢、無問新舊、入口即斷方、

香豉心（豉心、謂合豉其中心者熟而且好、不是去皮取心、勿浪用之、）

右一味、煿令乾香、擣為末、大着一大升、豉心為四服、服別以酒一大升、小兒一小升、豉心還依劑為四服和之即止、下兒更小、量氣力與之、

外臺、近效赤白痢日數數行、無問老小方、

右用甘草二兩炙、切、以漿水四升、煮取

一升、去滓、頓服之、

外臺、崔氏治大人小兒痢、無問冷熱赤白久新并痒温、劉秘監積年患痢、每服此即愈方、

阿膠（二兩、一兩炙入藥、一兩消作清、）　乾姜（二兩）

吳黄連（一兩）　入黄魚食子（二枚、久痢腸滑甚者、量加至三四枚、）

右四味、搗篩為末、以醋鎔膠清、頓和丸如梧子大、飲服十五丸、日再、漸加至三十丸、老小者、以意斟酌、禁如常法、（一云、冷痢以酒下、熱痢以粥飲下、）

外臺、廣濟療小兒赤白痢腹痛方、八

赤白石脂　龍骨

地榆　黄連各四分

厚朴炙　人参各三分

當歸　乾姜各二分

右八味擣散、以飲服半錢匕、日再服之、或蜜丸、以乳汁下三丸至七丸、亦佳、此方甚妙、以意量之、

外臺、必效療小兒一歳以上二歳以下、赤白痢久不差、鷄子餅子、

鷄子二枚、取白、　胡粉二錢、熬、　蠟一棗許

右三味、以銚中熬令消、下鷄子胡粉、候成餅、平明空腹與吃、可三頓痢止、

外臺、劉氏療小兒赤白痢方、

右用油麻子一抄許、炒令香、擣末、以蜜作漿調與服、大人亦療之、子母秘錄、用麻子炒、乃是大麻子、聖惠亦用蕡麻子、仍蜜和作丸、蜜水化下、

外臺、劉氏療小兒赤白痢方、

黃蘗各半兩　當歸六分

右二味、切、以水一升、煮取六合、分溫服

之佳、

外臺、劉氏又方、

莨菪子　　羊肉切薄布上

右二味以綿裹內下部中、不過再差、量之可用、甚妙、

食醫心鑑治小兒赤白痢、及水痢方、

右用雲母粉研作粉、煮白粥調一錢、空腹食之、

海藥、小兒赤白毒痢、蛇毒瘴溪等毒、一切瘡腫方、

右並宜煎風延毋服、祇出南中、諸無所
出也、
子母秘録、治小兒赤白痢多時、體弱不堪
方、
右用宣連濃煎、和蜜服、日六七服、量其
大小、每煎三分、水減二分、頻服、
子母秘録、治小兒及大人赤白痢方、
右用新柵皮一斤、去黑皮細切、以水一
斗煎取五升、去滓、更煎如膏、和酒服差、
聖惠、治小兒赤白痢腹内病疞痛、羸弱不能

飲食白术散方

白术　人参去蘆頭　黄連去須剉微炒

當歸剉微炒　地榆剉　木香

櫸株皮微剉　甘草炙微赤剉各半兩

厚朴去麁皮塗生姜汁炙令香熟三分

右件藥擣麁羅為散每服一錢以水一小盞煎至五分去滓不計時候量兒大小分減溫服

聖惠治小兒赤白痢煩渴寒熱腹痛羸瘦不欲飲食地榆散方

地榆微炙剉　阿膠搗碎炒令黃燥

黃連去須剉微炒各三分　當歸剉微炒

醋石榴皮剉微炒　黃耆剉

烏梅肉微炒各半兩　龍骨燒赤

赤石脂燒赤各一兩

右件藥，搗羅為細散，每服以粥飲調下半錢，不計時候，量兒大小，加減服之。

聖惠治小兒赤白痢，腹脹疼痛，不欲飲食，四肢瘦弱，訶梨勒散方。

訶梨勒煨用皮三分　當歸剉微炒

黃芩　龍骨　地榆微炒剉
乾薑炮裂剉　陳橘皮湯浸去白瓤焙
白朮　甘草微炒赤剉各半兩
右件藥擣麁羅為散，每服一錢，以水一小盞，煎至五分，去滓，不計時候，量兒大小分，減溫服。

聖惠又方：

地榆微炙剉　黃連去須微炒　木香各半兩
當歸剉微炒三分
右件藥擣麁羅為散，每服一錢，以水一

小盞煎至五分，去滓，不計時候，量兒大小分減溫服。

聖惠治小兒赤白痢不止，地榆散方。

地榆 剉　　黃連 去須微炒 各三分

醋石榴皮 剉微炒 半兩　　白龍骨

赤石脂 各一兩

右件藥搗麁羅為散，每服一錢，以水一盞煎至五分，去滓，放溫，不計時候，量兒大小分減服之。

聖惠治小兒赤白痢不止，鹿茸散方。

鹿茸去毛塗酥炙微黄　甘草炙微赤剉
訶梨勒煨用皮各半兩
右件藥擣細羅為散，每服以粥飲調下
半錢，不計時候，量量大小，加減服之。
聖惠治小兒赤白痢不止，三骨散方。
狗骨頭　羊骨　鹿骨各一兩
右件藥並燒為灰，細研，每服以粥飲調
下半錢，不計時候，量兒大小，加減服之。
聖惠治小兒赤白痢腹痛不止，當歸丸方。
當歸剉微炒半兩　黄連去須微炒　龍骨

人参（去芦頭）　鹿角灰　豆豉（微炒焦，各一分）
没石子（微煨，二枚）
右件藥搗羅爲末，煉蜜和，丸如菉豆大，不計時候，粥飲研下十丸，量兒大小，臨時加減。

聖惠，治小兒赤白痢，瘦弱腹痛，不欲飲食，訶梨勒丸方。

訶梨勒（煨，用皮）　地榆（微炙，剉）　赤石脂
當歸（剉，微炒，各半兩）　黄連（去須，炒，三分）
吴茱萸（湯浸五遍，焙乾，微炒，一分）

右件藥擣、羅為末、鍊蜜和、丸如菉豆大、不計時候、以粥飲下五丸、量兒大小、加減服之、

聖惠、治小兒赤白痢、腹痛不欲乳食、鹿角丸方、

鹿角屑　蕪荑仁　附子炮裂去皮臍

當歸剉微炒各一分　赤石脂

黃連去須剉微炒各半兩

右件藥擣、羅為末、鍊蜜和、丸如菉豆大、不計時候、以粥飲下五丸、量兒大小、以

意加減、

聖惠、治小兒赤白痢、努咽腸頭出、蚺蛇膽丸方、

蚺蛇膽一分 烏梅肉微炒一枚 蕪荑羡微炒

黃連去須剉微炒各一兩

右件藥擣羅、為末、鍊蜜和、丸如麻子大、每服以粥飲下三丸、日三四服、量兒大小、以意加減、

聖惠、治小兒赤白痢、香連丸方、

木香 訶梨勒煨用皮各半兩

黄連去須微炒二分　肉豆蔻去殼二枚　丁香一分

右件藥搗、羅為末、以燒飯和、丸如黍粒大、每服粥飲下五丸、日三四服、量兒大小、加減服之、

聖惠、又方、

黄連去須微炒一兩

葶藶子水浮去浮者、水煮令芽出、候乾炒令黄黑色、一分、

右件藥搗、羅為末、用麪糊丸和如菉豆大、每服以粥飲下五丸、日三四服、量兒大小、加減服之、

聖惠、又方、

自死牛膽一枚 胡椒五十粒

右將胡椒內入牛膽中、寅日於堂屋後簷、從東第七椽懸之、至四十九日取擣羅為末、用麵糊和、丸如菉豆大、每服以粥飲下五丸、日三四服、量兒大小、臨時加減服之、

聖惠、又方、

黃丹 黃連去須 白蘞 黃蘗各一兩

右件藥擣羅為末、以棗肉和為一塊、則

炭火煅令煙盡候冷細研以軟飯和丸如菉豆大每服以温水下五丸日三四服量兒大小加減服之

聖惠又方

川烏頭炮裂去皮臍一兩　香墨半挺

右件藥擣羅為末用醋麵糊和丸如麻子大每服以温二宜湯下二丸日三四服量兒大小加減服之

聖惠治小兒冷熱痢不止腹痛心神煩悶犀角散方

犀角屑　白术　黃連去須微炒剉
當歸剉微炒　地榆剉各一兩　木香半兩

右件藥擣粗羅為散，每服二錢，以水一小盞，煎至五分，去滓放溫，不計時候，量兒大小，分減服之。

聖惠治小兒冷熱痢腹痛，訶梨勒散方。

訶梨勒煨用皮　當歸剉微炒
黃連去須剉微炒已上各一兩　甘草炙微赤剉
木香　乾姜炮裂剉各半兩

右件藥擣麤羅為散，每服一錢，以水一

小盞煎至五分、去滓放溫、不計時候、量
兒大小、分減服之、

聖惠治小兒冷熱痢不止、石榴皮煎方、
醋石榴皮炙令焦剉 黃連去須剉微炒
赤石脂各三分
右件藥擣麄羅為散、以水二升、煎至五
合、去滓、內蠟一兩、更煎三五沸、不計時
候、溫服半合、量兒大小、以意加減、

聖惠治小兒冷熱痢、心神煩渴腹痛、胷膈
滯悶、烏梅散方、

烏梅肉（微炒）　訶梨勒（煨，用皮，各五枚）
甘草（炙微赤，剉，三分）
右件藥，細剉，以水一大盞，煎至五分，去滓，不計時候，量兒大小，分減放溫服之。

聖惠：又方：

黃連（去須，剉，微炒，二兩）　當歸（剉，微炒）
烏梅肉（微炒，各一兩）
右件藥搗羅為末，煉蜜和丸如菉豆大，不計時候，以粥飲下七丸，量兒大小，加減服之。

聖惠、又方、

訶梨勒煨用皮二兩　地榆炙微黄剉一兩

右件藥擣羅為末、錬蜜和、丸如菉豆大、每服以温粥飲下五丸、日三四服、量兒大小、以意加減、

博濟方、治男子女人、一切酒食所傷、取積滯、行冷氣、保安丸、

巴豆去皮心後一兩研細紙裹去油了入衆藥內同研半兩

青橘去白切作片子炒令轉色一兩一分

黄連去毛剉炒令紫色

蓬莪茂剉了炒令黄色

乾姜炮裂去皮切細再炒少時各一兩

右件四味，同為細末，入前巴豆，同研令匀，以米醋糊和為丸，如麻子大，用朱砂為衣，常服白湯下二丸，大人三丸，霍亂吐瀉，用煨生姜湯下五丸，小兒二丸，心氣痛，醋湯下三丸，白痢，乾姜湯下，赤痢，甘草湯下五丸，小兒一丸至二丸，看兒大小加減與服，如疎轉多即止服。

靈苑，治諸疾，及小兒赤白痢，玉液丹方。

白礬　黃丹　消石各一兩
砒霜一分
右四味並嚷研如粉入固濟餅子內蓋口以五斤火煅令通赤為度取出細研以粳米飯為丸如菉豆大每服二丸至三丸小兒丸如麻子大每服一丸如瀉血用黃耆湯下血痢用冷水下白痢用乾姜湯下寸白蟲用蕪荑湯下水瀉米飲下赤白帶茱萸湯下心痛用醋湯下腰膝疼痛用鹿角湯下氣痛用橘皮湯

下。

太醫局不二丸，治大人小兒一切瀉痢，無問冷熱赤白，連綿不差，愈而復發，腹中疼痛者，宜服之。

砒霜研入瓷合，以赤石脂固縫，鹽泥固濟，燒通赤，候冷取出，一兩六錢 白膠香末，四錢 巴豆去皮心膜，出油，七十箇 木鱉子燒焦，十箇 黃蠟一兩三錢 黃丹炒，二兩半 朱砂飛研，半兩 乳香研，六錢半 杏仁去皮尖，炒研，七十箇

右合研，白鎔蠟和丸，如黃米大，每錢作

一[illegible]百二十丸、每服一丸、小兒半丸、水瀉新汲水下、赤痢甘草湯下、白痢乾姜湯下、赤白痢甘草乾姜湯下、並放冷服之、臨卧服、忌熱物一兩時辰、

譚氏殊聖小兒水瀉赤白痢方、

罌粟殼用白蜜炙、於新瓦上焙令黄色、

肉豆蔻用麵裹、火内炮令麵黄色爲度、不用麵、各一兩、

右二味爲細末、每服二錢、用水飲調下、

嬰孺治百日兒、患魚腦雜赤白痢、腹痛多啼、乾藍湯方、

乾藍切五合　升麻　芍藥各四分

鹽豉一合半　薤白四莖

右以水三升，煮六合，分三服。

嬰孺治小兒下痢，并冷熱，黃耆湯方。

黃耆　芎　乾姜

人參　黃芩　當歸

甘草炙各二分　桂心一分

右以水三升，煮一升二合，為二服，內牛黃五大豆許末內之。

嬰孺治小兒赤白痢，經時不已，犀角丸方。

犀角炙令焦　赤石脂各五分　黃連

白頭翁各六分　茜草　枳殼

櫸皮各三分　女萎　黃芩

龍骨各四分　黃蘗　甘草炙

乾薑各二分

右為末，蜜丸，二三歲服小豆大二十五丸，日再，量兒大小，與服之。

嬰孺治二百日兒赤白痢，日夜五十行，此方大良。

乾姜　白朮各五分　茯苓

甘草炙各四分　附子炮三分

右切、以水四升、煮一升、爲四服、此方徐王效方也、更檢痢條中、亦有芒硝半合、牡丹三兩、去心、右以水六升、煮至三升、去滓、內芒硝、爲三服、此是刪繁方、葛氏肘后、徐王效方、治熱痢方同、外臺治冷熱痢亦同、却附子又用二分、

錢乙白附子香連丸、治腸胃氣虛、暴傷乳哺、冷熱相雜、瀉痢赤白、裏急後重、腹痛搐撮、晝夜頻併、乳食減少、

黃連　木香各一分　白附子尖二箇

右為末、粟米飯丸菉豆大、或黍米大、每服十丸至二三十丸、食前清米飲下、日夜各四五服、

錢乙荳蔻香連丸、治泄瀉不拘寒熱赤白、陰陽不調、腹痛腸鳴、一切痛可用如聖、

黄連炒三分　肉荳蔻

南木香各一分

右為細末、粟米飯丸米粒大、每服米飲下十丸至三二十丸、日夜各四五服、食前、

嬰童寶鑑、治赤白痢、黑散子方、

棗子（去核五十箇）

北礬（一兩、作小塊子、每一箇棗子入一塊礬、麻皮纏定、燒留性、冷後用、）

右件為末、每服半錢、水調下、赤者更入好茶半錢、白者不用、

嬰童寶鑑、治小兒赤白痢、宣連丸方、

宣連（為末、用雞清溲作餅子、炙令黃、一兩、）

木香（茱萸炒令黃、一分、）

右件為末、麵糊為丸、如蘿蔔子大、飯飲吞下十丸、

嬰童寶鑑、治小兒赤白痢疼痛、乳香丸方、

乳香　朱砂　砒霜各末一錢匕

巴豆肉二七箇、鎔蠟、煮巴豆令黑、去豆、入藥半兩、

右件同和、熟搜令匀、候冷旋丸如蘿蔔子大、每服一丸、白者乾姜湯下、赤者甘草湯下、

聚寶方香萸丸、治赤白痢、

黄連　茱萸各三分　訶子皮捌箇

木香一分

右四味為末、錬蜜丸桐子大、每服十丸

至十五丸，白痢艾湯下，赤痢陳皮湯下，三服見效，小兒丸粟米大，下七丸至十丸。

三十六種治赤白痢，黃連木香丸方，

黃連（炮紫色） 木香（炒各一分） 呵子（炮一箇）

右為末，錬蜜為丸，菉荳大，粥飲下十丸。

惠眼觀證阿膠散，治赤白痢方，

阿膠（蚌粉炒泡起住） 宣連 木香

肉荳蔻仁 呵子肉 甘草（炙已上各一分）

石榴皮 朱砂 白礬（飛過各一錢）

右為細末、每服一錢、飯飲調下、

劉氏家傳治小兒便赤白痢、日夜無度、腹痛不思飲食、大效、如聖散方、

御米殼　阿膠麸炒　綿黃耆炙

人參　甘草半炙半生

右為剉散、每服一大錢、水五分盞、煎三分、去滓溫服、

張氏家傳如聖散、治下痢或赤或白、不以久新、一服取效、男子婦人小兒、悉皆治之、

罌粟殼一兩、赤痢蜜炙一半、白痢乾炙一半

陳橘皮（赤痢炙一半、白痢焙一半、半兩、）

甘草（赤痢炙一半、白痢焙一半、二錢半、）

如下痢赤白、二藥相合而服、

右為細末、每服二大錢、先放藥於盞內、用百沸湯浸之、急用一盞蓋合、勿令透氣、等少時、藥微溫、將清者服、候一兩刻、再用百沸湯浸、前滓、依前服一次、不拘時候、服藥畢、忌一切生冷、可喫粥五七日為妙、

張氏家傳軟紅丸、治傷寒結胸、煩躁吐逆、

不省人事、及泄痢日無度數、小兒五疳八
痢、羸瘦焦黃、赤白痢、此藥能取虛中積、不
動藏腑、性極平善、老人小兒、及久病積毒、轉
取不效、肥膚困弱等、宋李士方

乳香研　硇砂飛　輕粉
黃丹飛　粉霜各壹兩
巴豆去皮不出油、二十一箇

右再研勻細、以黃蠟半兩熬汁、圓如梧
桐子大、朱砂為衣、常服二丸至五丸、乳
香湯下、

閻氏家傳治一切酒食所傷心腹大痛嘔逆惡心全不思飲食暑月傷生冷果木兼磨去遠年日近積塊并治赤白痢小丁香丸方

丁香　肉荳蔻

五靈脂（與衆藥同研方飲用各一兩）

黑豆（不去皮磨成極細末十兩）

巴豆（長針穿燈上燒八九分熟存性罐子內焖教煙絕研細竹紙出尽油秤一兩）

右件為細末沸湯調豆末一半和藥入

臼内擣、丸佳、丸如黄米大、每服五七丸、
至十丸、量大人小兒加减、常服熟水下、
伏暑傷冷、用桃枝湯下、積帶臨卧十丸、
赤痢甘草湯下、白痢乾姜湯下、各忌熱
物少時、

莊氏家傳、小兒赤白痢、姜橘散方
乾姜末　青橘皮末
好蠟茶末各等分
右為細末勻、每服一錢、米飲下、不計時
候、

莊氏家傳治小兒大人感陰冷伏熱瀉痢

紫金散方

黃連一兩剉如茱萸細用茱萸一兩同炒令紫黑色去茱萸不用

右為末，豬膽為丸，大小任便，末飯乳小兒，可粟米大十丸，加至二十丸，米飲下。或大人伏暑衝熱，即茱萸倍之，為末，而用米飲調下，或小兒大段瀉，亦倍茱萸。此以意觀冷熱增減茱萸也，常服大消痞積，當為丸服，遇急為散服。

孔氏家傳治赤白下痢骨立若方

右用地榆一斤，水三升，煮取升半，去滓再煎如稠餳，絞濾，空腹服。

吉氏家傳治水瀉赤白痢，茴香散方。

茴香　橘皮炒　陳紫蘇各半錢

良姜　甘草

石榴皮去白，各一分

右焙末，米飲調下半錢。

吉氏家傳赤白痢方。

右用楊梅煅為末，白湯調下。

吉氏家傳治赤白痢，香連丸方。

黄連　木香　呵子皮各一兩
荳蔻二箇　子芩半兩
右末、蜜丸菉豆大、空心煎醋漿湯下、大人十丸、小兒五丸、空心日午再服、煎姜蜜湯下、

吉氏家傳治諸般痢、及赤白瘫痢等疾方、

黄連　黄蘗好者炙各半兩　桃白皮一分
胡粉熬一分　母丁香三箇
右細末、每服二錢、小兒一錢、空心米飲調下、

吉氏家傳香連丸，治小兒赤白痢，腹中氣痛，羸弱不思食方。

木香　宣連　胡黃連各一分

右為細末，水煮稀糊為丸，如此○大，每服七丸至十丸，飯飲吞下。

朱氏家傳治小兒赤白痢方。

杏仁去皮尖　巴豆去油各七箇　百草霜細研

黃丹　黃蠟各一錢

右件為末，用鎔黃蠟丸，大人小兒隨年服，赤痢艾湯下，白痢甘草湯下。

長沙醫者丁時發傳乳香丸治小兒赤白
痢不止腹痛不思食及水瀉方
乳香一錢　牛糞二十枚　巴豆
杏仁　縮砂各二十一粒　五倍子二錢
右同入一罐子內炭火燒過為末酒蠟
為丸每服十丸用白姜甘草湯下水瀉
冷水下
長沙醫者丁時發傳平胃散治大人小兒
水瀉胃氣虛弱飲食減可傳成赤白痢羸
瘦時復腹痛不可忍方

丁皮炒五錢半　陳皮去白

甘草炮或炙各三錢半　白姜炮分

肉桂不見火二錢半

右為細末，每服一小盞，沸湯入鹽點，大小加減。

長沙醫者王兑傳，銀珠丸，治小兒大人，赤白痢，裏急後重，腹痛，服諸藥不差，此藥孕婦亦可服。

海附子槌碎，研，兩箇，　蜜陀僧研

定粉研各一兩　罌粟子御米是，剉焙碾羅十箇，

右四味為細末、糯米粽子角七箇、研爛如膏、和為丸、大人服豌豆大、小兒服黍米大、煎蘇木湯吞下兩丸、不拘時候、

長沙醫者鄭愈傳、赤龍丹、治冷熱痢方、

大宣連用巴豆用炒過焦香為度、

吴茱萸炒過、去梗菓、各一兩、

右為末、醋麪糊為丸菉豆大、黄丹為衣、每服一丸、赤痢甘草湯下、白痢白姜湯下、水瀉痢陳米飲下、

聖惠灸法、小兒痢下赤白、秋末脫肛、每廁

腹痛不可忍者，炙第十二椎下節間，名接脊穴，炙一壯，炷如小麥大。

白膿痢第六

嬰童寶鑑論：小兒腸寒即下白膿腹痛。

顱顖經：治孩子冷毒疳痢白膿疳澱，日加瘦弱，不喫食，腹痛方。

青木香一分　黄連半兩

右末，以蜜丸如梧子大，一歲以上，空心熟水下一丸，三歲五歲服二丸，藥性熱，不宜多服，忌生冷。聖惠收治冷熱痢，二

物等分、
葛氏肘後鷄子餅療小兒秋夏暴冷熱、腹
脹乍寒乍熱、白帶下方、
右用鷄子一枚、胡粉一丸研、絹篩、合鷄
子黄白、共擣研調熬、令熟、如常鷄子餅、
兒年一歲、一食半餅、日再、不過二餅即
差、兒大倍作、凡羸弱不堪與藥、宜與此
餅、
王氏手集、治大人小兒、純膿白痢、其効如
神、脂附丸方、

大附子二枚

右先用豬膏㸆成油半盞許，煎前件附子，令裂，滂出，放冷，削去皮臍，碾為細末，以棗肉和丸，大人如梧子大，小兒如菉豆大，每服五七丸至十五、二十丸，米飲湯送下，空心食前服。

朱氏家傳治小兒白膿冷痢，臍下絞痛方。

呵子皮　青木香各等分

右件並為末，以粳米飯丸如菉豆大，米飲下五丸。

長沙醫者丁時發傳，治小兒痱痢，多有白膿，腹內疞痛，附子散方。

附子（炮，去皮尖，一枚）　龍骨　赤石脂（各半兩）

蜜陀僧　黃丹　胡粉（炒）

烏賊魚骨（燒灰）　赤芍藥（各一分）

右件為末，每服半錢，米飲下，一日三服。

純血痢第七

巢氏病源：小兒痢如膏血候，此是赤痢，腸虛極，腸間脂與血俱下，故謂痢如膏血也。

聖惠：夫小兒血痢者，由熱毒折於血，血入

大腸故也、血隨氣循環經絡、道行藏府、常無停滯、若為毒熱所乘、遇腸虛、血滲入於腸、則成血痢也、

嬰童寶鑑、小兒腸熱、即痢下鮮血、一如腸風、

仙人水鑑、小兒血痢方、

甘草炙一寸　大腹一箇　人參

黃鹽陶隱居云、北海鹽黃草、粒麁、以作魚鮓及鹹葅、

白石脂各一分

右並擣為散、漿水二合、煎取一合、末一

錢匕、服之立驗、

外臺、廣濟療小兒熱毒血痢方、

犀角十分　地榆六分　蜜三分

地麥草五合

右四味切、以水三升、煮取二升、去滓、量大小服之、

外臺、廣濟又方、

葱白三兩　香豉三合　梔子綿裹七枚

黃連一兩

右四味切、以水二升、煮取九合、去滓、分

服、
外臺、廣濟又療下鮮血方、
右用梔子仁燒灰末、水和二錢匕服、量
其大小、加減服之、
外臺、古今錄驗痢下落血、療小兒痢、犀角
櫸皮煎方、
梁州櫸皮二十分炙切　犀角十二分屑
右二味、以水三升、煮取一升、量大小服
之神良、崔氏同、
外臺、古今錄驗療小兒蠱毒血痢、蘘荷湯、

蘘荷根　犀角屑　地榆

桔梗各二分

右四味切，以水二升，煮取九合，去滓，服一合，至再服。

外臺，劉氏療小兒血痢方。

地榆　黃蘗　黃連

黃芩各六分　馬藺子二分　茜根一兩

生姜三分

右七味切，以水二升，煮取一升，分服，大小量之與一合至二合為度。

陳藏器小兒寒熱丹毒中惡注忤痢血方、

右並煮草犀根汁服之、更良、生水中者、

名木犀也、

食醫心鑑治小兒血痢方、

右取生馬齒莧絞汁一合、和蜜一匙匕

空心飲之、

聖惠、治小兒血痢、煩熱口乾腹痛、黃連散

方、

黃連去須微炒　犀角屑　白蘘荷根

黃芩　蔓菁根　吳藍各一兩

白頭翁三分　甘草炙微赤剉　當歸剉微炒各半兩

右件藥擣麤羅為散，每服一錢，水一小盞，煎至五分，去滓，不計時候，量兒大小，分減服之。

聖惠治小兒血痢，體熱心煩，腹痛口乾，不欲飲食，四肢羸瘦，羚羊角散方。

羚羊角屑　地榆微炙剉　吳藍

黃連去須微炒　黃芩　甘草炙微赤剉

當歸剉微炒　阿膠擣碎炒令黃燥　茜根剉各半兩

赤石脂一兩

右件藥擣麄羅為散、每服一錢、以水一小盞、煎至五分、去滓、不計時候、量兒大小、分減服之、

聖惠治小兒血痢不止、肌體黃瘦、腹痛不能飲食、茜根散方、

茜根（剉壹兩） 地榆（微炙剉） 馬藺子（微炒）

黃連（去須微炒） 黃蘗（微炙剉） 黃芩

當歸（剉微炒各三分）

右件藥擣麄羅為末、每服一錢、以水一小盞、煎至五分、去滓、不計時候、量兒大

小分減温服

聖惠又方

薤白一握切　豆豉五十粒　梔子仁半分

黄連去須微炒一分

右件藥以水一中盞煎至五分去滓不計時候量兒大小分減温服

聖惠又方

黄芩　當歸剉微炒各二分　艾葉微炒半兩

右件藥擣麁羅為散每服一錢以水一小盞入薤白三寸豉五十粒煎至五分

去滓，不計時候，量兒大小，分減溫服。

聖惠治小兒不止，沒石子散方。

沒石子微煨　肉荳蔻去殼，各一枚

樗根剉，三分　茜根剉，半兩　茶末一分

右件藥擣，麤羅為散，每服一錢，以水一小盞，煎至五分，去滓，放溫，不計時候，量兒大小，分減服之。

聖惠治小兒血痢，地榆散方。

地榆微炙，剉　黃蘗去粗皮，微炙，剉，各一兩半

馬蘭子微炒，半兩　茜根剉，一兩

右件藥擣羅為末，每服一錢，以水一小盞，煎至五分，去滓放溫，不計時候，量兒大小，分減服之。

聖惠治小兒血痢，身體壯熱，犀角散方。

犀角（屑三分） 地脉草（一兩）

右件藥擣細羅為散，每服以粥飲調下半錢，日三四服，量兒大小，加減服之。嬰孺亦取治蠱痢。

聖惠又方。

亂髮（灰）

鹿角（屑炒令微焦各半兩）

麝香一錢

右件藥同研細為散、每服以粥飲調下半錢、日二四服、量兒大小、加減服之、

聖惠治小兒血痢、腹肚疞痛方、

右用益母草半兩、以水一中盞、煎至五分、去滓、不計時候、量兒大小、分減溫服、

聖惠又方、

右用露蜂房燒灰、細研為散、不計時候、以乳汁調下半錢、量兒大小、以意加減、

聖惠、治小兒血痢不差、馬齒莧汁粥方、

馬齒菜汁一合　蜜半合　粟米一合

右以水一大盞，煮作粥，後入二味和調，食前服之。

嬰孺治小兒血痢方：

薤白三兩　鹽豉綿包三合　梔子七箇

黃連一兩

右以水四升，煮及一升二合，分溫三服。或服三二合，時時與之，或為三四服，如六七里久再進。若下鮮血，取梔子仁燒灰末之，和水服，如胡桃仁大，頻服三四

服、差止、

嬰孺治小兒痢如膏血、藜蘆散方、

藜蘆炙三銖　巴豆去皮炒十四箇　亂髮一雞子大燒灰

乾姜五塊子　蜀椒三合汗　鹽豉半升炒

右為末、每二分七、與兒服、不能服當哺之、

張渙水蓼丹、治血痢痱瘦方、

蛇蛻皮燒灰　雞頭殼燒灰存性各一兩

胡黃連　水蓼各半兩

已上各擣羅為細末、次用

朱砂半兩　真蘆薈　牛黄
粉霜各細研一分
右件都拌勻，再研細，軟飯和，如黍米大。每服五粒至七粒，麝香湯下，量兒大小加減，不拘時候。

張渙治熱乘於血，滲入腸胃，其病則赤，黄連丹方。

黄連去須二兩　當歸洗焙乾一兩　白頭翁
蔓青根湯洗焙乾各三分　木香
川楝子麵裹炮各七兩

右件擣羅為細末，粳米飯和丸黍米大，每服十粒，米飲下，量兒大小加減，

張渙茜根湯治血痢不差方，

茜根剉　地榆剉　黃連去須

赤石脂　阿膠炙熟，各一兩　甘草炙

黃蘗各半兩

右件藥擣羅為細末，每服一錢，水八分，煎至五分，去滓，放溫服，

張渙厚腸丹治血痢腸虛方，

黃連去須　川楝子各一兩　木香

阿膠（炙） 吳茱萸（微炒） 當歸（洗焙乾，各一兩）

右件擣羅為細末，粟米飯和，丸黍米大，每服十粒，米飲下，乳食前，量兒大小加減。

張渙聖效散，治血痢久不差方。

赤石脂（燒赤） 白龍骨 阿膠（炙，各一兩）

訶梨勒皮 木香 乾姜（炮）

黃連 甘草（炙，各半兩）

右件擣羅為細末，每服半錢，煎粟米飲調下，食前。

張渙炙效丹治血痢頻併方

川黄連（去須二兩）　大棗（半升）　乾姜（一兩）

白礬（半兩）

右件用瓦器盛鹽泥固濟留一竅子以木炭火燒煙息為度取出擣羅為末白麪糊和丸黍米大每服十粒米飲下量量大小加減

錢乙附方治小兒熱痢下血

黄蘗（去皮半兩）　赤芍藥（四錢）

右同為細末飯和丸麻子大每服一二

十九、食前米飲送下、大者加丸数、

恵眼觀證鱉甲散、治血痢方、

鱉甲醋炙去裙襴　枳殼麸炒去瓤　呵子肉

右等分為末、每服二銭、水一盞、煎至五分、去滓温服、

恵眼觀證地槐散、治血痢及大腸血下方、

地龍去土　甘草炙各一分　槐花炒二分

右為末、每服半銭、陳米飲調下、

莊氏家傳、治血痢方、

甘草一寸炙　大腹皮一箇　白石脂

黄蘗各一分

右為細末、用漿水調下一錢、

吉氏家傳治小兒血痢方、

右用宣連為末、以雞子摻作餅子、炭火煨、令通赤、便蓋着、勿令泄氣、候冷細研、空心米飲下半錢、大人一錢、以意加減服、

吉氏家傳治小兒血痢方、

右只用熟水調、下好鬱金末半錢、

吉氏家傳又方、

馬牙硝　蚌粉（各少許）

右末，用蜜為膏，井華水化少許時。

吉氏家傳地榆散，治小兒血痢日久不差方。

地榆（一分，炒）　呵子（五箇，炮，去皮）　陳槐花

黃連（各一錢，炒）

右為細末，每服半錢或一錢，陳米飲下。

吉氏家傳龍骨飲子，治小兒血痢及身上生癰癤，面赤壯熱方。

龍骨　根草（半兩，一名鬼箭根，又名茅枞根）　甘草節

當歸　芍藥　大黄蒸

連翹　菰蓏根

山慈菰已上各一分

右為細末，不用羅，每服三大錢，水二盞，煎取一小盞，去滓，作飲子服。

朱氏家傳，治血痢方。几

呵子煨用皮　梔子炮等分

右件為末，空心以粥飲調下半錢，大人一錢至二錢。

膿血相雜痢第八重下痢附

巢氏病源小兒赤白滯下候、小兒體本挾熱、忽為寒所折、氣血不調、大腸虛者、則冷熱俱乘之、熱搏血參腸間、其痢則赤、冷搏腸、津液凝則痢白、冷熱相交、血滯相雜、腸虛者泄、故為赤白滯下也、

巢氏病源小兒重下痢候、重下痢者、由是赤白滯下、痢而挾熱多者、熱結肛門、痢不時下而久喔氣、謂之重下痢也、

聖惠夫小兒膿血痢者、由熱毒在○毒藏、血得熱則流溢、滲入大腸、與腸間津液相搏、

積熱蘊結、血化為膿、腹虛則泄、故成膿血痢也、

葛氏肘後小兒毒下、及赤滞下如魚腦、白頭翁丸方、

白頭翁三分　黄連六分研

石榴皮三分、有毒除石榴皮用犀角屑三分、

右三物、以水二升、煮取八合、兒生四十日、以五合為三服、大者則加藥、

葛氏肘後乳母方、

萹豆莖一升矣令乾乃切之　人参三両

右以水三升，煎取一大升半，去滓，取汁煮粟米粥，與乳母食之良，常偏蓋覆乳勿冷佳，又法，乳母常食粥，仍欲乳兒，先捻去少許即當佳。

葛氏肘後近效方，療小兒三歲即患痢，初患膿少血多，四日膿多血少，日夜四十餘行，朱子丸方，服即效。

生地黃汁五小合　羊腎脂一小合

右先溫腎脂令暖，分三四服，立效，乳母須某食并有乳母方在卷內。

千金黄蘗湯治小兒夏月傷暴寒寒折大
熱々入胃下赤白滯如魚腦壯熱頭疼身
熱手足煩此太陽之氣外傷於寒使熱氣
便入胃也服此方良若悞以利藥下之或
以溫脾湯下之則熱劇以利藥下之便數
去赤汁如爛肉者或下之不差後以澀熱
藥斷之下既不取倍增壯熱者服之即效
或是溫病熱盛復遇暴寒折之熱入腹中
下血如魚腦者服之良方

黄蘗　黄連　白頭翁（一作白斂）

升麻　當歸　牡蠣
石榴皮　黃芩　寄生
甘草炙各二分　犀角　艾葉各一分
右十二味，㕮咀，以水三升，煮一升二合，百日兒至二百日，一服三合；二百餘日至朞歲，一服三合半。

千金治中結腸丸，斷冷滯下赤白青色，如魚腦，脫肛出，積日腹痛，經時不斷者方。

赤石脂五分　吳茱萸三分　乾姜炮
附子炮裂去皮臍　當歸　厚朴

白术炮　　木蘭皮　　白頭翁
黃連　　黃蘗　　石榴皮各二分
右十二味，末之，蜜丸如大豆，二歲兒服五丸，三歲以上服十丸，十歲以上二十丸，暴下者服少許便差，積下者盡一劑更合之。

千金治小兒赤白滯下方。
薤白一把　豉一升
右二味，以水三升，煮取二升，分三服。

千金又方。

栢葉　麻子末各一升

右二味以水五升煮取三沸百日兒每服三合

千金又方

右擣石榴汁服之

千金又方

亂髮灰　鹿角灰等分

右二味五歲兒以水和服三錢匕日三

千金又方

右用牛角䚡灰水和服三方寸匕

千金又方、

右用燒蜂房灰水和服之、

千金、治小兒赤白痢方、

生地黃汁　白蘘荷根汁各五合

右二味、微火上煎一沸、服之、

千金又方、

右單服生地黃汁一合、

千金又方、

右用五月五日蝦蟆灰、飲服半錢匕、

聖惠、治小兒膿血痢如魚腦腹痛、吴藍散

方、

吳藍　川升麻　赤芍藥

龍骨各一兩　梔子仁半兩

右件藥擣麁羅為散、每服一錢、水一小盞、入豉三七粒、煎至五分、去滓、不計時候、量兒大小、分減溫服、

聖惠治小兒膿血痢如魚腦困重、樗根皮散方、

臭樗根皮一分剉炒微黃　枳殼麩炒微黃去瓤

黃連去須微炒　蕪荑微炒　赤芍藥各半兩

右件藥擣麤羅為散，每服一錢，以水一小盞，入豉三十粒，葱白一莖，煎至六分，去滓，不計時候，量兒大小，分減溫服。

聖惠治小兒膿血痢，每日三二十行，立效方。

儿

棗四顆肥乾者　梔子仁四枚　乾姜一分

右件藥同燒為灰，細研為散，每服以粥飲調下半錢，日三四服，量々大小，臨時加減。

聖惠治小兒膿血痢多時不差，腹痛羸瘦，

不欲飲食人參散方、

人參（去蘆頭）　當歸（剉微炒）　地榆（微炙剉）

阿膠（擣碎炒令黃燥）　黃連（去須微炒）　子芩

黃蘗（微炙剉）　赤芍藥　蕪荑（微炒）

厚朴（去麄皮、塗生薑汁、炙令香熟、各半兩、）

右件藥擣麄羅為散、每服一錢、以水一小盞、入薤白一莖、豉三十粒、煎至五分、去滓、不計時候、量兒大小、分減溫服、

聖惠、治小兒膿血痢不差、漸加瘦弱、鷄屎礬丸方、

鷄屎礬燒灰　龍骨　阿膠搗碎炒令黃燥

黃連去須微炒各一兩　胡粉一分炒微黃

右件藥擣羅爲末，煎釅醋爲膏和，丸如菉豆大，每服以溫漿水下七丸，日三四服，量兒大小，以意加減。

太醫局靈砂丹，治腑臟怯弱，內有積滯，臍腹撮痛，下痢膿血，日夜無度，裏急後重，腸鳴腹脹，米穀不化，少氣困倦，不思飲食，或發寒熱，漸向羸瘦方。

信州砒霜

消石（與砒一處細研，入瓷罐子內，用石灰蓋口，以炭火燒半日，取出火毒）

粉霜　膩粉（各半兩，研）　枯礬

黃丹（各一兩半，研）　朱砂（飛研，一兩）　桂府滑石

乳香（研，各一分）

右件藥研細為末，用蒸餅二兩四錢和為丸，如梧桐子大。每服五丸，溫粟米飲下。未愈，加丸數再服。小兒可服一丸至兩丸，隨兒大小，臨時增減服之。

養生必用：治熱痢下重，膿血疼痛，腹中痛不可忍，老人産婦虛劳人小兒，並宜服黄

連阿膠丸方

黄連去須一兩半　白茯苓　白芍藥

阿膠杵碎，慢火炒如珠子白色，別杵為細末，以各半兩

右上三物為細末，斟酌米醋多少，熬膠所得和勻，入臼杵萬下，衆手丸如菉豆大。每服自二十丸為始，止於五十丸，食前溫米飲下，日二三，以知為度，未知加藥，更丸一等如黄米大，與小兒服。

嬰孺治腸澼水膿血，白石脂散方

白石脂二分燒赤　桂心一分

右為末、百日兒方三分匕、着乳頭哺之、

嬰孺治腸澼下膿血、燔髮散方、

白石脂一分　髮燒　甘草炙各二分

右為末、米汁和二刀圭、日二服、

嬰孺治少小痢不止、或赤白滯下、結腸丸方、

當歸　乾姜各三兩　烏頭半兩

女萎　黃連　桂心

雞骨　雲實　附子炮各二兩

右為末、蜜丸如小豆大、一歲兒二丸、先

食服、日再、禁不得熱者、少飲冷水、

嬰孺治小兒諸注下、及膿血寒熱不絶、蠟蜜丸方、

𠯈豉八十粒、炒香、巴豆十四粒、去皮心膜、出油、大豆一雞子大、炒黃連三方寸芫花一方寸消石一方寸白蠟一雞子黃大

右為末、研合、鍊蠟丸之、四十日兒服黍大一丸、一百日兒二丸、二百日麻子大二丸、一歲胡豆大一丸、日進一服、腸中病下、日中藥力盡至暮不止者、復服一

丸。夜半病下，雞鳴藥力盡不止者，明早復服一丸，謂下赤白也。極者不過三服。大人下病如大豆三丸。

張渙建胃丹治泄利兼膿血，日漸羸瘦方。

黃連一兩，去須，微炒　白礬一分，枯令汁盡　烏梅肉炒

龍骨　白石脂　神麴炒

乾薑各半兩

右件擣羅為細末，醋炙麪糊和，丸黍米大。每服十粒，米飲下，量兒大小加減。

張渙治冷熱相交，赤白相雜膿血，青橘丹

方

青橘皮（湯浸去白焙）　當歸（湯洗焙）

黃連　乾姜（各一兩）　厚朴（生姜製）

肉荳蔻（各半兩）

右件擣、羅為細末、白麵和、丸黍米大、每服十粒、米飲下、食前、

王氏手集赤石脂丸、治冷熱不調、痢下膿血頻數無度、腸胃虛弱、煩渴多睡、腹痛後重、身體壯熱、不思乳食方、

赤石脂　乾姜

右等分為細末，麵糊為丸菉豆大，每服十丸十五丸，米飲下，食前。

王氏手集訶梨勒丸，治冷熱相搏，時發腹痛，下痢青黄，紀食不化，腹脇脹滿，及下痢膿血方。

訶梨勒（去核，一分） 青皮 姜黄（各一錢）

右為細末，麵糊為丸菉豆大，每服十丸，溫米飲下，量兒大小加減。

長沙醫者王兌傳通神丸，治小兒大人痢疾下膿血，裏急腰重，臍腹疼痛方。

沒藥　五靈脂　乳香各研細，抄一錢

巴豆七枚，去皮心膜，壓出油

右四味同研令細勻，滴水為丸如粟米大，每服一粒，生木瓜研水下，不拘時候。

千金灸法：小腸泄痢膿血，灸魂舍一百壯，小兒減之，穴在俠臍兩邊相去各一寸。翼云：相去一寸。

五色痢第九

漢東王先生家寶：治小兒下痢，腸虛胃冷，或毒氣蘊積，其大腸虛者，則變血痢，其痢

狀血色藍瘀、如雞鴨肝、隨痢下、是也、宜服鮓湯丸、方見本門

小兒形證論四十八候五色痢歌、

五色之痢最多端、見此方知有五般、
青色乃因驚積聚、黃多食積在脾間、
白色冷虛腸胃患、赤為積熱最難安、
雞肝隱積多成片、黑血相和不易安、
唇搐胷高兼露齒、臉紅筋出每居前、
急安藏腑和湯散、醫者留心按古賢、

又歌曰、

五色之痢莫言奇，四歲之前始有之，
青色只因驚積聚，黃因食積毒於脾，
赤黑已知心腎病，白多殘害是脾為，
三七以煎前無變動，休令多睡飲餐遲，
此疾且須和五藏，補榮衛方，漸漸安愈，
如目脹不進飲食，只與調胃散補之。方見積熱門中。

翰林待詔楊大鄰小兒五色痢候歌。

痢色元因有五般，治患先須子細看，青色只因驚積聚，黃多有毒在脾間，赤色還知心腎病、多應是肺家寒、二七已前無變動、莫交絕食命傾殘、此候須是安和五藏、調其榮衛、始得安、然如目瞳不喫食、乃惡候也、先調榮衛、後隨形候用藥、分令差悮、切須用意、況十中不得三五再生、

漢東王先生家寶、治小兒瀉痢、五色膿血如爛魚腸、並魚大便、只是膿血、腸中攪痛、鮓湯丸方、

粉霜　輕粉　硇砂各秤一錢

朱砂抄一錢匕 白丁香匙抄四錢 乳香杯半錢別研

巴豆七粒去皮心不出油

右為末蒸棗肉丸每服嬰孩三丸如粟米大二三歲如大麻子大四五歲亦如麻子大並旋○勞成丸煎鮓湯吞下一日二服間調胃氣藥與之

三十六種內治下五色惡物心神煩熱不止方 几

地榆 白茯苓 黃蘗炙各一兩

右為末每服一錢水一盞煎至五分去

滓分三服。

張氏家傳治小兒赤白，或五色積痢，三霜丸方。

巴豆（去皮，揀選白色肥好者，秤三錢，研細，先用白絹包三二十重，次用白紙外面包定，大石壓令油盡，秤取二錢，輕者為用。）

真輕粉（名水銀粉，又名膩粉。）　粉霜（各秤二錢）

右三味同研勻，極細，別取好黃臘三錢，酒煮三二十沸，取出去酒令淨，再鎔入藥和之，如有煮酒蠟亦堪用，和成劑，油單內盛，如服食，旋丸如小菉荳大，三歲

以下如粟米大每服三五丸温熟水下
此方西京龍門山文太師藥寮內真珎
泉南壁石上刻量兒子大小加減服之

吉氏家傳治五色痢兼渴不止方几

茯苓　宣連　黃蘗各等分

右件取黃蘗末以漿水如麪糊良久和
前二味為丸如菉荳大三歲米飲下七
丸殺痢熟水下五丸

吉氏家傳治五色痢至聖丸方几

厚朴去皮姜製　黃蘗略去皮以雞子白塗炙黃熟如乾再上

當歸（酒浸一宿）

右三味等分細末，鍊蜜為丸，如梧桐子大，小兒細丸，厚朴湯下，每服四十丸，加減。

長沙醫者鄭愈傳，治痢，五色痢，定粉散方。

定粉　龍骨　黃丹（煅過，各二錢）

訶子（三箇，煨熟，取肉）

右為末，每服半錢，粥飲下，三歲以上半錢。

休息痢第十

葛氏肘後、治下痢經時不止者、此成休息、療之方、

右取龍骨炙令黄焦擣、服方寸匕、日三服、即愈、

葛氏肘後又方、

右用龍骨四兩、擣如小豆大、五升、煮取二升半、冷之、分為五服效、

保生信效松焙餅子、治一切塊癖積滯氣血瘕聚等、一二十年者方、

細墨半兩焙　芫花醋浸炒焦赤　青礞石
大戟　乾漆炒　五靈脂
荊三稜　蓬莪茂　蜜陀僧
陳橘皮去白　牡蠣燒各半兩
巴豆一兩去皮用濕紙夾裹燒紙焦止
大乾棗三十四箇去核燒存性　白丁香
硇砂研　䖟蟲去翅足　斑猫同上各一分
右同為細末，醋煮麪糊丸如皂子大，捻作餅子記，以所傷物煎湯或麪湯送下一丸，須以盞盞嚥之，其積漸々移近下

再服、再覺移下、更一丸則積自下、若尋常要宣轉、只以麵湯下血積塊癖、經血閉塞、大人小兒、久痢膿血休息惡痢皆治之、

長沙醫者丁時發傳、玉命丹、治小兒久患赤白痢、及休息痢不止、腹肚虚鳴、日漸羸瘦、撏眉多喫泥土可食者方、

硫黄研　蜜陀僧　黄丹各半兩

寒水石

白礬各研二兩用新瓦缾子、入五味用鹽泥固濟煅令通赤研勻細、

麝香一字

右件六味研匀，以蒸餅為丸，如小菉豆大，每服十粒，用烏梅甘草煎湯下，大小加減，忌生冷毒物鮓麪等。

蠱痢第十一

巢氏病源小兒蠱毒痢候，歲時寒暑不調，而有毒厲之氣，小兒解脫，為其所傷，邪與血氣相搏，入於腸胃，毒氣蘊積，值大腸虛者，則變痢血，其痢狀血色蘊瘀，如鷄鴨肝片，隨痢下，此是毒氣盛熱，食於人藏，狀如

中蠱故謂之蠱毒痢也、

石壁經三十六種内脾毒痢候歌、

脾間有毒號純陽、本為醫人熱藥傷、
致使大腸多結澀、多饒滴血在枯腸、
如風腹閉難開眼、身熱頭温脚轉凉、
舌赤脣高為此候、多啼喘急細消詳、

四十八候云、更如狂、

先須解熱并開胃、便是明醫用茶良、

此脾受熱積失治、伏毒治當以凉脾、次去其積、若脣前骨忽然高者、更加啼急、

則不治也、

鳳髓經歌括同、有注云、宜與金華散香連丸、香連丸方、見於熱痢門、吉氏方同、金華散方、見實熱門中、

小兒形證論四十八候脾毒痢歌一同、後云、此候藏腑有積、或痢赤、不宜熱藥、宜用開胃散、方見赤痢門中、兼利藥量虛實微取、大抵當宣宜轉、

小兒形證論四十八候風毒痢歌、

八痢之中風轉難、形如青草汁多般、
毒風豆汁吞邪熱、胃敗鷄肝片片全、

加赤不須先下積，閉眸食絶不堪肴，

若歸白痢還須下，藏腑頻溫得太源，

千金，治下血狀如鷄肝，腹中攪痛難忍，號

蠱毒痢方，此方乃人以謂八物茜根湯者，

茜根　升麻　犀角各三兩

桔梗　黃蘗　黃芩各二兩

地榆　白蘘荷各四兩

右八味㕮咀，以水九升，煮取二升半，分

三服，此蠱痢血用之，小兒分減服，

千金，治小兒蠱毒痢方，

右用藍青汁一升二合、分為四服、

圖經、治蠱痢方、

側柏葉焙乾為末 川大黄等分

右二味、同煎為汁服之、以療男子婦人小兒、大腹下黑血茶㗵色、或膿血如淀、所謂蠱痢者、治之有殊效、又能殺五藏蟲、

子母秘録、小兒蠱毒痢方、

右用生地黄汁一升二合、分三四服、立效、千金、収治膿血痢、

聖惠治小兒蠱毒痢不止、身體壯熱煩悶、
蘘荷散方、
白蘘荷根　川升麻各一兩
敗鼓皮一分炙黃焦　甘草炙微赤剉
乾藍葉各十兩　赤芍藥　犀角屑各三分
右件藥擣、麄羅為散、每服一錢、以水一
小盞入、豉二七粒、煎至五分、去滓、不計
時候、量兒大小、分減溫服、
聖惠治小兒蠱毒痢血、體瘦、黃連散方、
黃連一兩去須微炒　敗鼓皮炙令黃焦　白頭翁

甘草（炙微赤剉） 藍青（各半两） 犀角屑

白蘘荷根 黄芩 茜根（剉各三分）

右件藥擣、麄羅為散、每服一錢、以水一小盞、煎至五分、去滓放溫、不計時候、量兒大小、分減服之、

聖惠、治小兒蠱毒血痢發盛、心神煩悶、腹脹不欲飲食、犀角散方、

犀角屑 白蘘荷根 地榆（微炙剉）

桔梗（去蘆頭） 蘇木（剉各等分）

右件藥擣、麄羅為散、每服一錢、以水一

小盞煎至五分、去滓、不計時候、量兒大小、分減溫服、

嬰孺治小兒蠱毒痢、蘘荷根湯方、

白蘘荷根八分　犀角　穀皮四寸炙

升麻十分　甘草四分炙　藍青一升

豉三合　芍藥七分

右以水四升、煮一升二合、二歲兒為三服、

嬰孺治小兒穀痢挾毒、犀角煎方、

地脉草　黃連　蔵甤各十二分

黄蘗　竹茹　茜草各八分

蜜一升　人參六分　牡蠣十分

梁州櫸皮十四分　乾藍四分

犀角屑　甘草各五分

右切，以水一斗，煮及二升半，絞去滓，下蜜，火上煎餘二升，三歲一合，三四歲一合半，日二夜一，量與之。

張渙謹按：小兒歲時，寒暑不調，而有毒厲之氣，入於腸間，其痢狀如鵝鴨肝片，隨痢而下，乃名蠱毒痢，及肛門脫出，宜白頭翁散祛毒止痢方。

白頭翁　黄連（去須，微炒）　茜根（剉，乾焙）

蘇枋木　故舊鼓皮（炙令黄焦，各一兩）

犀角（屑）　地榆（剉，炙，各半兩）　甘草（炙，一分）

右件擣羅為細末，每服一錢，水一小盞煎六分，去滓服，量兒大小加減，乳食前。

張渙地榆丹消毒止痢方。

地榆（炙，剉）　黄連　乾藍葉

川升麻（各一兩）　川楝子　苦楝根（各半兩）

右件擣羅為細末，軟飯和丸黍米大，每服

服十粒，米飲下，量兒大小加減，乳食前。

四十八候，治毒痢，宣連丸方。

宣連一錢，作散，用雞子清和作餅，於瓦上燒乾，再為末。

肉荳蔻一箇，去心臍，內入乳香，不拘多少，紙裹火煨，黄色。

朱砂　木香各半錢　杏仁七粒，和皮燒

巴豆四粒，燒，七粒亦得。

右為末，醋糊丸如蘿蔔子大，陳米飲下七粒，赤痢槐花湯下。

寶童方治藏毒痢，為喫諸藥不愈者。

槐花半兩，炒　白礬一兩

右為末每服一錢用陳米飲下

孔氏家傳治蠱小品方

右取薺苨根擣末以飲服方寸匕立差

一方可入地榆臭椿根同服

脫肛第十二

巢氏病源小兒脫肛候脫肛者肛門脫出也肛門大腸之候小兒患肛門脫出多因利大腸虛冷兼因軀氣故肛門脫出謂之脫肛也

聖惠夫小兒痢脫肛者皆因久痢大腸虛

冷所為也、肛門為大腸之候、大腸傷於寒痢而用力其氣下衝則肛門脫因謂之脫肛也、

嬰童寶鑑、小兒腸脫為瀉痢久不差、冷極肛腸滑、

玉訣小兒瀉血脫肛候歌、

脫肛瀉血本因傷、冷熱攻脾損大腸、
消渴口瘡添上熱、氣虛浮腫面青黃、

此患先調胃氣、後下虛積、次和藏腑、即安、

石壁經三十六種内審花脫肛候歌、

本為醫人下糞涼、致冷冷氣入回腸、

鼻頭一云鼻根只見多青脉、

脣白相兼更盡傍、一云根黄

初患百朝常此候、若經年月臉生光、

眉紅好哭脣乾燥、形候分明要審詳、

只當温大腸、止渴調氣則愈、慎不可食冷藥也、

顱顖經、治孩子脫肛方、

右用苦葫蘆一箇、并子、細擣、時時水調

服之、切忌動風之物、如瀉血用菰䕯一箇、慢火燒令熟、細研為末、熟水下一錢

顱顖經、又方、

大黃二兩　木賊草一分炙　白礬半兩燒灰

右為細末、空心米飲下半錢、

葛氏肘後、卒脫肛方、

右燒蜘蛛為灰、傅肛上、

千金鱉頭丸、治小兒積冷、久不差、後餘脫肛不差、腹中冷、肛中疼痛、不得入者方、

死鱉頭二枚炙令焦　磁石四分

小蝟皮一枚炙令焦　桂心三兩

右四味末之，蜜丸如大豆，兒三歲至五歲服五丸，至十丸，日三，兒大以意加之。

外臺古今錄驗療小兒久痢脫肛方

鱉頭一枚炙焦　東壁土

五色龍骨各五分　卷柏四分

右四味擣散，以粉傅之，按內之即差。

外臺古今錄驗又方

右取鐵精粉傅，內之差。

姚和衆治小兒因痢脫肛方

連翹不以多少，先用水洗去土。

右為細末，先用鹽水洗，次用藥末，時時乾傅脫肛上，立差。

長沙醫者丁時發傳治小兒脫肛不收方：

卷柏二錢　鱉一枚，火煨　白礬一錢，火煨

右件為末，先用鹽水洗，次用藥塗脫肛上，立差。

千金灸法：小兒脫肛，灸頂上旋毛中三壯，即入。

千金又灸尾翠骨三壯。

千金、又灸臍中、隨年壯、
聖惠灸法、小兒脫肛瀉血、每廁藏腑撮痛、
不可忍者、灸百會一穴三壯、在頭中心陷
者是也、炷如小麥大、
聖惠岐伯灸法、療小兒脫肛瀉血、秋深不
較、灸龜尾一壯、炷如小麥大、脊端窮骨也、
萬全方灸法、治小兒脫肛瀉血、灸第十二
椎下節間、名接脊穴、灸一壯、炷如小麥大、

幼幼新書卷第二十九